Kohlhammer

Claus-W. Wallesch
Hartwig Kulke

Schädel-Hirn-Trauma

Neurologische Rehabilitation
und Neuropsychologie

Eine Einführung für Ärzte, Psychologen,
Therapeuten und Pflegende

Verlag W. Kohlhammer

Dieses Werk einschließlich aller seiner Teile ist urheberrechtlich geschützt. Jede Verwendung außerhalb der engen Grenzen des Urheberrechts ist ohne Zustimmung des Verlags unzulässig und strafbar. Das gilt insbesondere für Vervielfältigungen, Übersetzungen, Mikroverfilmungen und für die Einspeicherung und Verarbeitung in elektronischen Systemen.

Die Wiedergabe von Warenbezeichnungen, Handelsnamen und sonstigen Kennzeichen in diesem Buch berechtigt nicht zu der Annahme, dass diese von jedermann frei benutzt werden dürfen. Vielmehr kann es sich auch dann um eingetragene Warenzeichen oder sonstige geschützte Kennzeichen handeln, wenn sie nicht eigens als solche gekennzeichnet sind.

1. Auflage 2017

Alle Rechte vorbehalten
© W. Kohlhammer GmbH, Stuttgart
Gesamtherstellung: W. Kohlhammer GmbH, Stuttgart

Print:
ISBN 978-3-17-032023-9

E-Book-Formate:
pdf: ISBN 978-3-17-032024-6
epub: ISBN 978-3-17-032025-3
mobi: ISBN 978-3-17-032026-0

Für den Inhalt abgedruckter oder verlinkter Websites ist ausschließlich der jeweilige Betreiber verantwortlich. Die W. Kohlhammer GmbH hat keinen Einfluss auf die verknüpften Seiten und übernimmt hierfür keinerlei Haftung.

Inhalt

1	Neuropsychologie im historischen Überblick		7
2	Epidemiologie		9
3	Pathologie und Pathophysiologie		11
4	Klinik		17
	4.1	Klinik der Akutphase	17
		4.1.1 Initialsymptomatik	17
		4.1.2 Komplikationen in der Akutphase	21
	4.2	Klinik der chronischen Phase	27
5	Neurologisch-neuropsychologische Rehabilitation		32
	5.1	Phase B der neurologischen Frührehabilitation	34
	5.2	Phase C der neurologischen Frührehabilitation	43
	5.3	Phase D der neurologischen Rehabilitation	46
	5.4	Phase E der neurologischen Rehabilitation	48
6	Neuropsychologische Diagnostik		49
	6.1	Weichenstellungen – Phasen A und B	50
	6.2	Leistungsmessung im Rehabilitationsverlauf und Kontextfaktoren – Phasen C und D	53
		6.2.1 Aufmerksamkeit	54
		6.2.2 Exekutivfunktionen	57
		6.2.3 Gedächtnis	59
		6.2.4 Gesichtsfeldeinschränkungen	61
		6.2.5 Visuell-räumliche Verarbeitungsprozesse	61
		6.2.6 Sprache und Rechnen	63
		6.2.7 Krankheitsverarbeitung	64
		6.2.8 Störvariablen in Testinterpretation und -vergleich	65
	6.3	Diagnostik in der chronischen Phase – Phasen E und F	66
	6.4	Diagnostische Präzision und Symptomvalidierung	67
	6.5	Qualitätsmaßstäbe diagnostischen Vorgehens	70
7	Begutachtung		74
	7.1	Neurologische Begutachtung	74
	7.2	Neuropsychologische Begutachtung	79

8	Neuropsychologische Therapie		84
	8.1	Der therapeutische Vertrag, Umgang mit Denial und Unawareness	86
	8.2	Therapie kognitiver Störungsbilder	89
		8.2.1 Aufmerksamkeitstherapie	89
		8.2.2 Therapie exekutiver Funktionsstörungen	91
		8.2.3 Gedächtnistherapie	93
		8.2.4 Therapie visuell-räumlicher Störungen einschließlich Wahrnehmungsstörungen	94
	8.3	Therapie von Verhaltensauffälligkeiten	95
	8.4	Therapeutische Unterstützung der Unfall- und Behinderungsverarbeitung	96
	8.5	Behandlungsfrequenz und -dauer, Therapiesetting	97
	8.6	Eigentraining	99
	8.7	Beendigung einer neuropsychologischen Therapie	100
9	Wiedereingliederung		102
	9.1	Soziale Integration	105
	9.2	Berufliche Integration	107
	9.3	Möglichkeiten der Unterstützung	112
10	Fallvignette		117
Literatur			123
Glossar			135
Sachwortverzeichnis			139

1 Neuropsychologie im historischen Überblick

Einen Aufschwung erlebten sowohl die Psychologie als auch die Neuropsychologie im und nach dem Ersten Weltkrieg durch die Notwendigkeit der Versorgung und Rehabilitation von Kriegshirnverletzten. Voraussetzung dafür war die Entwicklung von Untersuchungsverfahren (z. B. Binet und Simon 1905; Cattell 1890) und Behandlungsmethoden. Die sogenannte Psychotechnik (Münsterberg 1914) gab der Psychologie Methoden zur differenzierten Untersuchung und gezielten Behandlung von Teilleistungsstörungen in die Hand. Gleichzeitig führte die Einführung von Hochgeschwindigkeitsgeschossen zu einer großen Zahl von jungen Patienten mit relativ umschriebenen Hirnverletzungen. Auf dieses Patientengut stützten sich bedeutende Analysen von regionalen Hirnfunktionen, so die von Poppelreuter (1917, 1918) und von Kleist (1934), und erste Kompendien neuropsychologischer Diagnostik- und Therapieverfahren (Moede 1917).

In Deutschland wurden mehrere auf die Behandlung von Kriegshirnverletzten spezialisierte Lazarette eingerichtet, so in Köln-Lindenthal (Poppelreuter) und Frankfurt/Main (Goldstein). Während des Ersten Weltkriegs arbeiteten in diesen Sonderlazaretten Neurologen, Psychologen und Pädagogen eng zusammen. Hirnverletzten-Lazarette wie das in Köln-Lindenthal bestanden aus

- einer klinischen, neurologisch-chirurgisch geleiteten Station
- einem psychologischen Labor
- einer Schule für Hirnverletzte
- Übungswerkstätten
- einem gewerblichen Betrieb, z. B. Landwirtschaft oder Manufaktur
- einer Beratungsstelle für Entlassene (Poppelreuter 1916, nach Frommelt 2010).

Als wissenschaftliche Kooperation zwischen Psychologen und Neurologen zur Erforschung der Hirnverletzungsfolgen ist vor allem die Zusammenarbeit von Kurt Goldstein mit Adhemar Gelb zu nennen (Gelb und Goldstein 1920; Preilowski 2000).

Die deutsche Psychologie hat enorm unter der Judenverfolgung im »Dritten Reich« gelitten. Ein Drittel der Psychologie-Professoren verlor ihre Stellung, viele mussten emigrieren. Die Erforschung der Folgen von Hirnverletzungen und die Versorgung der Betroffenen wurden in Deutschland wieder zur Domäne von Neurologen und Psychiatern und blieben es bis in die späten 1970er Jahre. In Großbritannien, den USA und in der Sowjetunion dagegen nahm die Neuropsychologie als eigenständiges Fach während und nach dem Zweiten

Weltkrieg einen großen Aufschwung. Dieser lässt sich an drei Namen festmachen: Oliver Zangwill (1913–1987), Hans-Lukas Teuber (1916–1977) und Alexander Luria (1902–1977).

Zangwill war experimenteller Psychologe und arbeitete ab 1940 an der Brain Injuries Unit in Edinburgh. Während seiner Tätigkeit dort und später als Professor für Experimentelle Psychologie in Oxford hat er eine ganze Generation Neuropsychologen ausgebildet oder bleibend beeinflusst, deren Namen auch heute noch Gewicht haben: George Ettlinger, Elisabeth Warrington, Maria Wyke, Malcolm Piercy und Larry Weiskrantz, um nur einige zu nennen.

Hans-Lukas Teuber wurde in Berlin als Sohn eines Psychologen geboren. Er studierte Biologie und Philosophie in Basel, dann Psychologie in Harvard. Eines seiner ersten Forschungsgebiete war die Analyse von kognitiven und Wahrnehmungsstörungen bei Kriegshirnverletzten, die er zusammen mit dem Neurologen Morris Bender durchführte und aus der über 20 gemeinsame Publikationen hervorgingen. Später gründete er das Psychophysiologische Labor am Bellevue Medical Center der Universität New York und das Department of Psychology am Massachusetts Institute of Technology. Bei ihm arbeiteten unter anderem Brenda Milner, Suzanne Corkin und Charles Gross.

Alexander Romanovich Luria studierte Pädagogik und Medizin. Im Zweiten Weltkrieg arbeitete er am Burdenko Institut für Neurochirurgie, später am Institut für Psychologie der Universität Moskau. Eines seiner beeindruckendsten Werke ist »The Man with a shattered World« (1987) basierend auf den Berichten eines schwer hirnverletzten Soldaten. Luria ist neben Goldstein wohl der bedeutendste Theorienbilder der klinischen Neuropsychologie des 20. Jahrhunderts (Luria 1962, 1973).

Während in anderen Ländern (Großbritannien, USA, Sowjetunion, Niederlande, Skandinavien) neuropsychologische Forschung in universitärer Anbindung und Hirnverletztenversorgung nach dem Zweiten Weltkrieg Hand in Hand gingen, war die Neuropsychologie in der Bundesrepublik bis in die 1970er Jahre wissenschaftliches Brachland. Auch nach dem Aufschwung der Neuropsychologie zunächst in Konstanz und Aachen stand die Erforschung der Folgen von Hirnverletzungen lange nicht im Vordergrund. Für die Versorgung von (Kriegs-)Hirnverletzten wurden hingegen in der Bundesrepublik klinische Rehabilitationszentren aufgebaut (BDH-Kliniken, Kliniken Schmieder u. a.). Wissenschaftliche Begleitung erfolgte durch die »Arbeitsgemeinschaft für Hirntraumafragen«, dann »Gesellschaft für Hirntraumatologie und klinische Hirnpathologie«, sowie die »Deutsche Gesellschaft für Neurotraumatologie und Klinische Neuropsychologie«, heute »Deutsche Gesellschaft für Neurotraumatologie und Klinische Neurorehabilitation«. Dabei handelte es sich lange um rein medizinische Fachgesellschaften, (Neuro-)Psychologen und Therapeuten waren bis in die 1980er Jahre nur als außerordentliche Mitglieder zugelassen.

2 Epidemiologie

In Deutschland wurden 2011 135.138 Männer und 114.742 Frauen mit der Diagnose eines Schädel-Hirn-Traumas (SHT) stationär aufgenommen (Quelle: Gesundheitsberichterstattung des Bundes, www.destatis.de). Davon wurden 83,7 % als Gehirnerschütterung (S06.0), 1,5 % als diffuse Hirnverletzung (S06.2), 2,2 % als umschriebene Hirnverletzung (S06.3), 0,9 % als epidurale Blutung (S06.4), 6,4 % als subdurale Blutung (S06.5) und 3,8 % als traumatische subarachnoidale Blutung (S06.6) diagnostiziert. Bei Mehrfachverletzungen wurde nur eine Diagnose berücksichtigt, die Qualität der Diagnosen muss bezweifelt werden. Es ist von einer erheblichen Dunkelziffer bei leichten Gehirnerschütterungen auszugehen, nicht alle Betroffenen suchen ein Krankenhaus auf und von diesen werden nicht alle stationär aufgenommen. Knapp 30 % der SHT betreffen Patienten unter 16 Jahren (Rickels et al. 2010). Bei Kindern unter 15 Jahren sind SHT die häufigste Todesursache (Starmark et al. 1988).

Die Diagnose nach ICD-10 S06 (▶ Tab. 2.1) setzt Symptome einer Hirnbeteiligung voraus. Dies können der Nachweis in der Bildgebung, beobachtete Bewusstlosigkeit oder Bewusstseinsstörung, neurologische Herdsymptome, Krampfanfälle oder auch nur anamnestische Angaben einer amnestischen Lücke sein. Die meisten SHT sind leicht und ziehen keine oder nur geringe Folgeschäden nach sich.

Jedes Jahr sterben in Deutschland mehrere 1.000 Personen an einem Schädel-Hirn-Trauma (ohne Patienten mit Hirnbeteiligung bei Polytrauma). Von den Patienten, die bei Krankenhausaufnahme noch bewusstlos sind, sterben etwa 25 % (Firsching und Haupt 2005). Prädiktoren für einen tödlichen Verlauf oder anhaltendes Koma bzw. die Entwicklung eines apallischen Syndroms sind dabei Hirnstammverletzungen (Firsching et al. 1998, 2001).

Besonders betroffen sind Kinder unter 2 Jahren, männliche Jugendliche und Senioren. Die Ursachen von Unfällen, die zu SHT führen, sind altersabhängig. Verkehrsunfälle machen etwa ein Drittel mit rückläufiger Tendenz, häusliche und Freizeitunfälle über 50 %, Arbeitsunfälle gut 10 % aus (Möllmann et al. 2006). Typische Begleitverletzungen betreffen den Gesichtsschädel (60 %), die Halswirbelsäule (10 %), den Thorax (7 %) und die Extremitäten (20 %) (Rickels 2006).

Tab. 2.1: Die ICD-10-GM Klasse S06.- Intrakranielle Verletzung (gekürzt nach DIMDI 2014). Bei den Subkategorien S06.0 bis S06.9 ist ein Bewusstseinsverlust mit einer zusätzlichen Schlüsselnummer aus S06.7 zu verschlüsseln.

S06.0	Gehirnerschütterung (Commotio cerebri)
S06.1	Traumatisches Hirnödem
S06.2-	**Diffuse Hirnverletzung** – großer Hirngewebebereich betroffen
S06.20	Diffuse Hirn- und Kleinhirnverletzung, nicht näher bezeichnet
S06.21	Diffuse Hirnkontusionen – bis zu 5 ml Blut
S06.22	Diffuse Kleinhirnkontusionen – bis zu 5 ml Blut
S06.23	Multiple intrazerebrale und zerebellare Hämatome – mehr als 5 ml Blut, multiple intrazerebrale Blutungen
S06.28	Sonstige umschriebene Hirn- und Kleinhirnverletzungen – Rissverletzung des Groß- und Kleinhirns
S06.3-	**Umschriebene Hirnverletzung** – begrenzter oder umschriebener Hirngewebebereich betroffen
S06.30	Umschriebene Hirn- und Kleinhirnverletzung, nicht näher bezeichnet
S06.31	Umschriebene Hirnkontusion – bis zu 5 ml Blut
S06.32	Umschriebene Kleinhirnkontusion – bis zu 5 ml Blut
S06.33	Umschriebenes zerebrales Hämatom – mehr als 5 ml Blut
S06.34	Umschriebenes zerebellares Hämatom – mehr als 5 ml Blut
S06.38	Sonstige umschriebene Hirn- und Kleinhirnverletzungen – Rissverletzung des Groß- und Kleinhirns
S06.4	**Epidurale Blutung**
S06.5	**Traumatische subdurale Blutung**
S06.6	**Traumatische subarachnoidale Blutung**
S06.7-!*	**Bewusstlosigkeit bei Schädel-Hirn-Trauma**
S06.70!	Weniger als 30 Minuten
S06.71!	30 Minuten bis 24 Stunden
S06.72!	Mehr als 24 Stunden, mit Rückkehr zum vorherigen Bewusstseinszustand
S06.73!	Mehr als 24 Stunden, ohne Rückkehr zum vorher bestehenden Bewusstseinszustand
S06.79!	Dauer nicht näher bezeichnet
S06.8	**Sonstige intrakranielle Verletzungen**
S06.9	**Intrakranielle Verletzung, nicht näher bezeichnet**

* Das Ausrufezeichen markiert eine obligatorische Sekundärdiagnose

3 Pathologie und Pathophysiologie

Eine plötzliche Gewalteinwirkung auf den Schädel kann für das Gehirn unterschiedliche Folgen haben. Frakturen des Gehirnschädels absorbieren Energie und mindern dadurch die Gewalteinwirkung auf das Gehirn. Bei Impressionsfrakturen kann eindringender Knochen schwere lokale Zerstörungen bewirken. Außerdem können Frakturen in Verbindung mit Zerreißungen der Hirnhäute Verbindungen zwischen Liquorraum und Außenwelt und damit eine Eintrittspforte für Bakterien herstellen (»offene Hirnverletzung« im Gegensatz zur »gedeckten Hirnverletzung«). Beim gedeckten SHT können mehrere Verletzungsmechanismen unterschieden werden:

1. Die fokale Schädigung unterhalb des Ortes der Gewalteinwirkung. Diese Kontusion (Prellung) wird in der traumatologischen Literatur als »Coup« bezeichnet.
2. Die fokale Gewalteinwirkung löst im Gehirn, das eine gallertartige Konsistenz besitzt, eine Stoßwelle aus, die ungefähr gegenüberliegend durch Anprall des Gehirns am Schädel eine weitere Kontusion bewirkt (»Contrecoup«). Dieser kann deutlich größer als der Coup sein. Bei Coup und Contrecoup kommt es nicht nur zu traumatischen Nekrosen des Gehirngewebes, sondern auch zu lokalen Gefäßzerreißungen, deren Schädigungsfolgen nicht nur vom Ausmaß der Gewalteinwirkung, sondern auch durch die Menge des austretenden Blutes bestimmt wird. Coup- und Contrecoup-Läsionen finden sich vor allem im orbitofrontalen, frontopolaren und temporalen Cortex, außerdem unter Impressionsfrakturen.
3. Die durch das Gehirn laufende Stoßwelle entspricht einer Abfolge von Regionen mit Unter- und Überdruck, die zu Zerreißungen von Axonen und Gefäßen führt. Hierbei führt eine rotationale Komponente der Gewalteinwirkung (»effait«) zu zusätzlichen Scherkräften an Grenzflächen unterschiedlicher physikalischer Dichte, wie in den Übergängen zwischen grauer und weißer Substanz, außerdem im Balken (corpus callosum) und im rostralen Hirnstamm. Die hierdurch hervorgerufene Pathologie wird als »traumatische axonale Schädigung« bezeichnet (häufig fälschlich »diffuse axonal injury«, die Schädigung ist nicht diffus, sondern multifokal). Prädilektionsorte im Großhirn sind Frontal- und Temporallappen (Fork et al. 2005). Radiologisch finden sich im CT kleine Hyperdensitäten in Rindennähe, die Blutungen aus eingerissenen Kapillaren entsprechen (▶ Abb. 3.1), das MRT weist an diesen Orten hyper- und hypodense Läsionen auf (Blutungen und regionale Ödeme).

3 Pathologie und Pathophysiologie

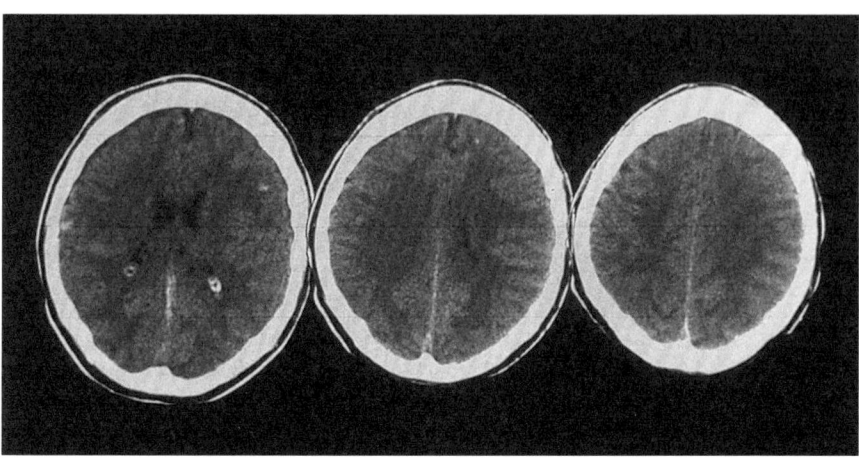

Abb. 3.1: Kleine Hyperdensitäten in der Nähe der Mark-Rinden-Grenze im CT > 8 h nach Trauma als Ausdruck der traumatischen axonalen Schädigung (mit Dank an Prof. Dr. W. Döhring, ehem. Direktor der Klinik für Diagnostische Radiologie des Universitätsklinikums Magdeburg, für die Überlassung des Bildmaterials)

Tab. 3.1: Schweregrade, Bewusstseinsstörungen und angenommene Pathomechanismen gedeckter Schädel-Hirn-Traumata (verkürzt nach Ommaya und Gennarelli 1974). Die angenommenen Diskonnektionen können funktionell (bei leichteren Graden) oder strukturell bedingt sein.

Schweregrad	Bewusstseinsstörung	Symptome	angenommener Pathomechanismus
I	Verwirrtheit, Desorientiertheit	Bewusstseinsklarheit mit Desorientiertheit, ohne Amnesie	Cortiko-subcortikale Diskonnektion (CSD)
II	Verwirrtheit, Desorientiertheit und Amnesie	Bewusstseinsklarheit mit Desorientiertheit und posttraumatischer Amnesie	CSD, möglicherweise diencephale Diskonnektion
III	Verwirrtheit, Desorientiertheit und Amnesie	Bewusstseinsklarheit mit Desorientiertheit, posttraumatischer und retrograder Amnesie	CSD und diencephale Diskonnektion (CSDD)
IV + V	Koma	Später Desorientiertheit, posttraumatische und retrograde Amnesie oder Wachkoma	CSDD und mesencephale Diskonnektion

4. Beim intakten Schädel kann ein Druckausgleich nur über das Hinterhauptsloch erfolgen. Dies führt zu einer besonderen mechanischen Belastung (vereinfacht als Auf- und Abbewegung vorstellbar) von Mittelhirn und Hirnstamm. Die »traumatische Mittelhirnblutung« galt schon lange als Zeichen für eine ungünstige Prognose nach SHT und war ein häufiger Sektionsbefund bei Menschen, die einem SHT erlagen. Die prognostische Bedeutung von Mittelhirn- und Hirnstammläsionen wurde durch MR-tomografische Untersuchungen belegt (Firsching et al. 1998).
5. Sekundärschäden entstehen durch traumatische Hirnschwellung, Hirnödem, raumfordernde Blutungen (epidural, subdural, subarachnoidal, intrazerebral), im Weiteren dann durch Hypoxie, Hypotension und Infektionen.

Die traumatische Schädigung von Axonen (3.) wird für die Kardinalsymptome des gedeckten SHT verantwortlich gemacht (Ommaya und Gennarelli 1974), die Epiphänomene von Diskonnektionen darstellen sollen (▶ Tab. 3.1).

Mittlerweile geht man davon aus, dass die axonale Schädigung in einer biochemischen Kaskade verläuft, deren Endpunkt ein Axonuntergang ist, die jedoch bei leichterer Schädigung nur zu einem vorübergehenden und umkehrbaren Funktionsverlust führt (Giza und Hovda 2004). Die Kaskade ist in Anlehnung an McCrea (2008) nachfolgend dargestellt.

Neurometabolische Kaskade der axonalen Schädigung nach SHT (nach Giza und Hovda 2004 und McCrea 2008). Bis zu Stufe 7 ist der Schaden prinzipiell reversibel und führt nur zu vorübergehenden Funktionsstörungen.

1. unspezifische Depolarisation und Auslösung von Aktionspotenzialen
2. Freisetzung exzitatorischer Neurotransmitter
3. massiver Kaliumausstrom aus der betroffenen Axonregion
4. verstärkte Aktivität der Membran-Ionenpumpen, um die Homöostase wiederherzustellen
5. vermehrte Glukoseutilisation zur ATP-Generierung, um den Energiebedarf der Ionenpumpen zu decken; Voraussetzung ist ein ausreichendes Glukoseangebot
6. Laktat-Akkumulation
7. Kalzium-Einstrom in die Zelle mit der Folge einer mitochondrialen Funktionsstörung und dadurch Beeinträchtigung des oxidativen Metabolismus
8. verminderte ATP-Produktion
9. Aktivierung von Calpain und Initiierung der Apoptose; irreversible Schädigung

Vor dem Hintergrund dieser Kaskade ist der therapeutische Ansatz der Kühlung des Gehirns nach SHT verständlich, die den Energiebedarf des Organs herabsetzt. Ihre Wirksamkeit ist derzeit noch umstritten (Georgiou und Manara 2013). Die Hemikraniektomie wirkt einer schwellungsbedingten Minderdurchblutung des Gehirns entgegen und steigert so das Glukose- und Sauerstoffangebot. Ihre Wirksamkeit ist ebenfalls umstritten (Bohman und Schuster 2013).

Sekundäre Schädigungen nach SHT entstehen durch die sich unmittelbar posttraumatisch ausbildende Hirnschwellung, das nach einigen Stunden folgende Hirnödem sowie durch raumfordernde Blutungen. Ihnen allen ist gemeinsam, dass der entstehende Volumenzuwachs den Hirndruck erhöht und dadurch den zerebralen Perfusionsdruck (die Differenz zum mittleren Blutdruck) senkt und die Hirndurchblutung vermindert.

Bei den traumatischen Hirnblutungen lassen sich die folgenden Typen unterscheiden:

1. Epidurale Hämatome bilden sich im Raum zwischen der harten Hirnhaut (Dura mater) und dem Schädelknochen. Es handelt sich meist um Blutungen aus einer Hirnhautarterie, meist der A. meningea media. Sie entstehen häufig bei einem Schädelbruch und sind zunächst nicht mit einer Hirnschädigung assoziiert. Da die Dura an den Schädelnähten fixiert ist, haben epidurale Hämatome in der Bildgebung typischerweise eine konvexe Form (▶ Abb. 3.2). Durch die hohe Druckdifferenz zwischen arteriellem Blutdruck und intrakraniellem Druck nehmen die Hämatome rasch an Volumen zu und führen zu einem dramatischen Hirndruckanstieg. Bei neurochirurgischer Evakuation innerhalb von maximal zwei Stunden ist die Prognose günstig und das Hirn kann ungeschädigt bleiben.

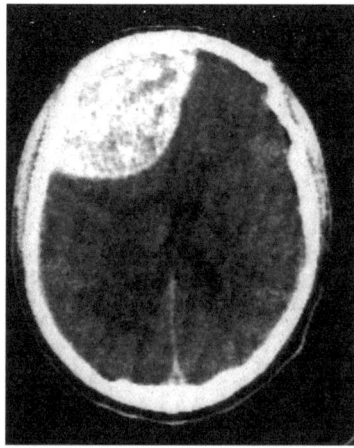

Abb. 3.2: Ausgeprägte konvexe hyperdense Raumforderung bei Epiduralhämatom (Abb. 5.4.a aus Firsching et al. 2005)

2. Subdurale Hämatome entstehen im Spaltraum zwischen Dura und Arachnoidea (»Spinngewebshaut«, die den Hirngyri aufliegt). Blutungsquelle ist typischerweise ein Einriss einer Brückenvene, die zwischen Dura und Arachnoidea verläuft. Menschen mit Hirnatrophie sind vermehrt gefährdet, weil bei ihnen die Brückenvenen ausgespannt sind. Da es sich um eine venöse Blutung handelt, ist der Differenzdruck zum intrakraniellen Druck geringer. Ihre Größe ist variabel, große Subduralhämatome führen rasch zu einer klinischen Symptomatik (akutes Subduralhämatom), sind mit großer Gewalteinwirkung verbunden und haben wegen der begleitenden Hirnschädigung auch bei rascher Evakuierung eine ungünstige Prognose. Bei kleineren Hämatomen kann es zu Nachblutungen kommen. Der Zerfall der großen Hämoglobinmoleküle zu kleineren Molekülen führt im Verlauf zu einem osmotischen Sog und damit zu weiterer Volumenzunahme (subakutes und chronisches posttraumatisches Subduralhämatom) mit konsekutiver neurologischer Symptomatik infolge der Raumforderung (▶ Abb. 3.3). Der kapilläre Spalt zwischen Arachnoidea und Dura fördert das Anhaften des Gehirns an der Schädelkalotte, ist er erst einmal eröffnet, wie beim subduralen Hämatom, kann es zu langanhaltenden Liquoransammlungen zwischen Dura und Arachnoidea (subduralen Hygromen) kommen.

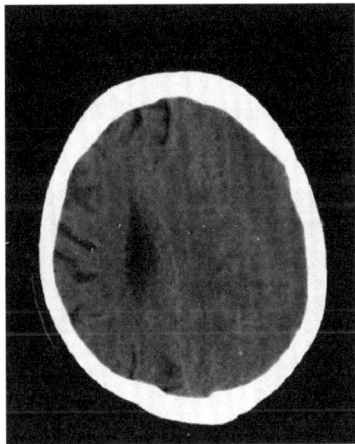

Abb. 3.3: Chronisches Subduralhämatom, das Hämoglobin ist abgebaut und das Hämatom daher fast isodens (Abb. 5.5.a aus Firsching et al. 2005)

3. Subarachnoidalblutungen sind im Raum zwischen Arachnoidea und der dem Hirn aufliegenden weichen Hirnhaut (Pia mater) lokalisiert. Sie entstehen nahezu immer aus Zerreißungen von Hirnoberflächengefäßen und weisen daher (wenn auch nicht im Vollbeweis zwingend, Wallesch et al. 2013) auf eine strukturelle Hirnverletzung hin (▶ Abb. 3.4). Ebenso wie bei spontanen Subarachnoidalblutungen können Vasospasmen zu Infarzierungen als Sekundärschaden führen.

3 Pathologie und Pathophysiologie

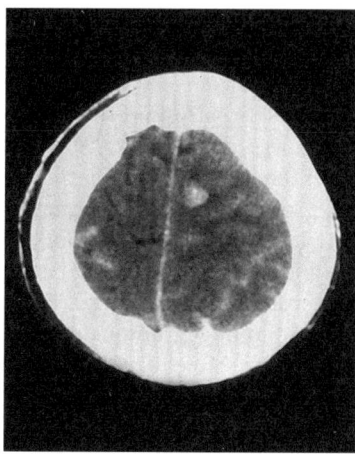

Abb. 3.4: Traumatische Subarachnoidalblutung (mit Dank an Prof. Dr. W. Döhring, ehem. Direktor der Klinik für Diagnostische Radiologie des Universitätsklinikums Magdeburg, für die Überlassung des Bildmaterials)

4. Intrazerebrale Hämatome entstehen durch Zerreißungen von Gefäßen des Hirnparenchyms. Bei Verletzung von Arterien, bei Vorliegen von Gerinnungsstörungen, auch bei solchen von kleineren Gefäßen und Venen, kann es zu raumfordernden Blutungen und dadurch Sekundärschäden kommen. Intrazerebrale Hämatome entwickeln sich häufig verzögert aus Sickerblutungen im Bereich von Kontusionen (▶ Abb. 3.5).

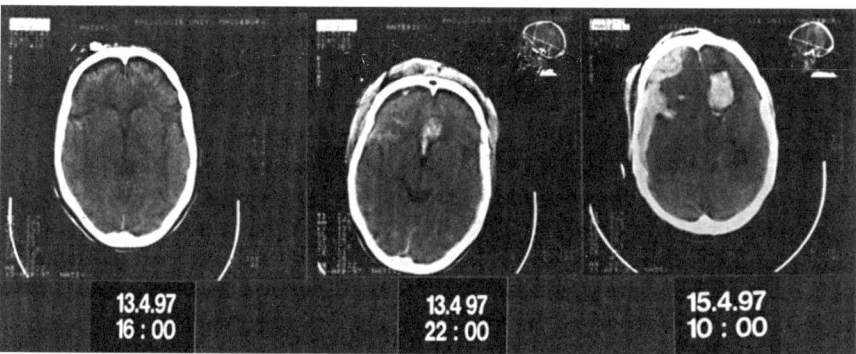

Abb. 3.5: Verlaufs-CTs nach Schädel-Hirn-Trauma. Das erste CT zeigt nur geringe Auffälligkeiten, 6 Stunden später dann rechts frontal blutige Imbibierungen, zwei Tage später ein subdurales Hämatom rechts und bifrontale Einblutungen (Abb. 5.6 aus Firsching et al. 2005)

4 Klinik

4.1 Klinik der Akutphase

4.1.1 Initialsymptomatik

Kardinalsymptome einer Hirnbeteiligung beim gedeckten Schädel-Hirn-Trauma sind Bewusstseinsstörung und amnestische Lücke. Bei offenen Schädel-Hirn-Traumen, insbesondere bei Schussverletzungen, können diese wegen des Druckausgleichs über die Verbindung zum Außenraum, die diesen Verletzungstyp charakterisiert, fehlen. Die hirnlokale Schädigung führt zu fokalen Symptomen, die ebenfalls für das Vorliegen einer substanziellen Hirnverletzung beweisend sind. Eine lokale Reizung kann allerdings unmittelbar nach dem Trauma ein epileptisches Geschehen auslösen, das nicht zwingend mit einer bleibenden strukturellen Schädigung verbunden sein muss.

Bewusstseinsstörungen nach SHT können quantitativer und qualitativer Natur sein: Quantitative Bewusstseinsstörungen reichen von leichter Benommenheit über Somnolenz bis zum Koma. Dauer und Schwere der Bewusstseinsstörung korrelieren beim gedeckten SHT mit der Prognose. Eine kurzdauernde Bewusstlosigkeit schließt erhebliche Hirnverletzungen jedoch nicht aus (Wallesch et al. 2013). Qualitative Bewusstseinsstörungen äußern sich als Delir/Verwirrtheitszustand, Halluzinationen, illusionäre Verkennungen und daraus resultierende psychomotorische Unruhe. Sie sind häufig mit Störungen des Schlaf-Wach-Rhythmus assoziiert. Orientierungsstörungen können Ausdruck eines Verwirrtheitszustandes oder einer transienten oder anhaltenden Amnesie sein (Wallesch 2013).

SHT führen mit wenigen Ausnahmen zu anterograden und retrograden Amnesien, die im Verlauf eine Tendenz zur zeitlichen Schrumpfung zeigen. Die verbleibende posttraumatische Amnesie korreliert mit der Schwere der Hirnverletzung. Retrograde und anterograde Amnesie betreffen unterschiedliche neuropsychologische Funktionen, die retrograde den Abruf bereits gespeicherter Inhalte, die anterograde die Enkodierung und/oder Speicherung und/oder den Abruf neu aufgenommener Informationen. Es wird angenommen, dass Enkodierung und Transfer in den Langzeitspeicher über limbische Strukturen, vor allem den Hippocampus, und die Speicherung neocortikal erfolgt, der Abruf hingegen von präfrontalen und anterior temporalen Arealen abhängig ist (Calabrese und Markowitsch 2003). Die genannten Strukturen liegen in Prädilektionsorten sowohl fokaler Kontusionen als auch der traumatischen axonalen Schädigung. Da anterograde und retrograde Amnesie auf der Schädigung unterschiedlicher Strukturen beruhen, können sie unabhängig voneinander variieren. Innerhalb der Phase der anterograden Amnesie kann in unterschiedlichem Umfang auf retrograde, vor allem ältere autobiografische Gedächtnisinhalte zurückgegriffen werden, sodass Patienten innerhalb der später amnesierten Phase bei nur oberflächlicher Prüfung kognitiv intakt erscheinen können. Innerhalb der akuten posttraumatischen Phase kann auch nach leichteren SHT eine transiente globale Amnesie auftreten (Haas und Ross 1986).

Die Dauer der posttraumatischen Amnesie sollte im Akutkrankenhaus engmaschig erhoben und im Verlauf dokumentiert werden (Thöne-Otto et al. 2012). Dies wird erschwert durch Erfordernisse der Versorgung (Operationen, Hirndruckmanagement). Das Wiedereinsetzen der örtlichen und zeitlichen Orientierung ist, wie Verlaufsuntersuchungen ergeben und sich in der Gutachtensituation immer wieder zeigt, nicht gleichbedeutend mit dem Ende der posttraumatischen Amnesie, deren Abklingen meist graduell verläuft (Wallesch 2013).

Eine fachneurologische Untersuchung einschließlich orientierend neuropsychologischer/verhaltensneurologischer Diagnostik innerhalb der ersten Woche nach Trauma verbessert die Identifikation von Patienten mit struktureller Hirnschädigung bei als unauffällig befundeter Bildgebung (häufig nur ein CT bei Aufnahme). Es wird geschätzt, dass bis zu der Hälfte der Patienten mit bleibender Hirnschädigung bei rein unfallchirurgischer Versorgung unerkannt bleiben (Wallesch et al. 2001b). Dabei kann auch die Ableitung eines EEG und der Nachweis einer Dynamik von Allgemeinveränderung oder Herdbefunden im Verlauf ein sensibler Indikator für eine Hirnschädigung sein, sofern medikamentöse Einflüsse und Vigilanzstörungen ausgeschlossen wurden (Wallesch et al. 2013). Bei schweren SHT helfen somatisch evozierte Potenziale bei der Prognosestellung (Zentner und Ebner 1988). Bei Kleinkindern können auffällige Verhaltensänderungen mit Schläfrigkeit, verminderter Spontanmotorik, verlangsamten Reaktionen, Spielunlust und Inappetenz auf ein stattgehabtes SHT hinweisen (Jorch et al. 2011).

Hinweise auf ein schweres SHT sind in der Akutphase anhaltendes Koma, eine neurologische Halbseitensymptomatik, pathologische Reflexe der Babinski-Gruppe und vor allem Hirnstammsymptome wie der Ausfall von Hirnstammreflexen (Pupillenweite, Pupillenreaktion), Beuge- und Streck-Synergismen sowie Veränderungen des Atmungstyps (Maschinenatmung, ataktische Atmung, Schnappatmung).

Die Leitlinie »Begutachtung nach gedecktem Schädel-Hirn-Trauma« (Wallesch et al. 2013) nennt folgende »Anknüpfungstatsachen, auf die sich der Nachweis einer substanziellen Hirnverletzung stützen kann«:

- Bewusstlosigkeit > 1 h (falls keine iatrogene Ursache und kein Schock)
- retrograde Amnesie > 8 h und/oder anterograde Amnesie > 24 h (falls keine iatrogene Ursache)
- Desorientierung und/oder Verwirrtheit > 24 h (falls keine iatrogene Ursache oder Suchtmittelentzug)

- fokale zentral-neurologische Ausfälle (dokumentiert und dem Trauma zuzuordnen)
- Bildgebungsdarstellungen von Hirnsubstanzschäden, die dem Trauma zuzuordnen sind (hier ist neuroradiologische Expertise erforderlich)
- EEG-Veränderungen (Allgemeinveränderung, Herdbefund) > 24 h nach Trauma mit anschließender Dynamik (falls keine medikamentöse Ursache und falls das initiale EEG adäquat abgeleitet und dokumentiert wurde, z. B. Vigilanzprüfung bei Grundrhythmusverlangsamung).

Die Einteilung der SHT im ICD-10 (▶ Tab 2.1) in solche ohne (»Commotio cerebri«) und mit bleibender struktureller Schädigung (»Contusio cerebri«) ist zwar juristisch im Entschädigungsfall gut handhabbar, medizinisch aber zunehmend unscharf.

> »Die Fiktion, eine Commotio cerebri ohne Substanzbeteiligung und mit definitionsgemäß voller Wiederherstellung klinisch sicher diagnostizieren zu können, muss fallen gelassen werden. Möglich – und für die praktischen Bedürfnisse der Begutachtung in bescheidener Weise immer noch nützlich – ist allein eine grobe Unterscheidung in ›leichte Hirntraumen‹, bei denen mehrheitlich eine volle Reversibilität zu erwarten, im Einzelfall aber auch eine substanzielle Hirnschädigung möglich ist, und ›schwere Hirntraumen‹, bei denen öfter Dauerschäden der Hirnfunktion möglich, wenn auch nicht unausweichlich sind« (Plänitz und Jochheim 2000, S. 207).

Vor Einführung der modernen bildgebenden Diagnostik (CT in den 1970er Jahren, MRT Ende der 1980er) wurden die Schädel-Hirn-Traumen nach klinischen Gesichtspunkten eingeteilt. Tönnis und Loew (1955) unterschieden nach der Rückbildungstendenz der Hirnfunktionsstörung drei Schweregrade:

- Grad I: Rückbildung innerhalb von 4 Tagen
- Grad II: Rückbildung innerhalb von 3 Wochen
- Grad III: Persistieren von Störungen über mehr als 3 Wochen.

Eine vor allem von Unfallchirurgen verwendete Einteilung richtet sich nach der Glasgow Coma Scale (Teasdale und Jennett 1974; ▶ Tab 4.1):

- GCS 3–8: schweres Hirntrauma
- GCS 9–12: mittelschweres Hirntrauma
- GCS 13–15: leichtes Hirntrauma

Vor allem in der Neurochirurgie wird eine Einteilung der Schwere eines Komas unter Berücksichtigung der neurologischen Begleitsymptomatik verwendet (Brihaye et al. 1978):

- Grad I: Koma ohne neurologische Begleitsymptomatik
- Grad II: Koma mit Halbseitenzeichen und/oder Pupillenstörungen
- Grad III: Koma mit Strecksynergismen
- Grad IV: Koma mit Bulbärhirnsyndom (schlaffer Tonus, weite Pupillen, insuffiziente Spontanatmung)

Schließlich lassen sich Art und Ausmaß einer traumatischen Hirnschädigung anhand der Bildgebung beschreiben.

Tab. 4.1: Glasgow Coma Scale (Teasdale und Jennett 1974)

Geprüfte Reaktionen	Punkte
Augenöffnen:	
spontan	4
bei Ansprache	3
bei Schmerzreiz	2
kein Augenöffnen	1
beste verbale Reaktion:	
sinnvolles Gespräch möglich	5
inkohärentes Gespräch	4
Einzelwortäußerungen	3
sinnlose Laute	2
keine verbale Reaktion	1
beste motorische Reaktion:	
Aufforderungsmotorik	6
gezielte Reaktion auf Schmerzreiz	5
ungezielte Bewegung auf Schmerzreiz	4
Beugesynergismen	3
Strecksynergismen	2
keine motorische Reaktion	1

Für schwere SHT schlugen Firsching et al. (2003) eine Einteilung nach der MRT-Morphologie der Schädigung vor:

- Grad I: Verletzung ausschließlich supratentoriell (Groß- und Zwischenhirn betreffend)
- Grad II: einseitige Verletzung des Hirnstamms mit oder ohne zusätzliche Grad-I-Verletzung
- Grad III: beidseitige Verletzung des Mittelhirns (Mesencephalon) mit oder ohne zusätzliche Grad-I- oder Grad-II-Verletzung
- Grad IV: beidseitige Verletzung der Brücke (Pons) mit oder ohne zusätzliche niedergradige Verletzung

Patienten mit Grad-IV-Verletzung weisen eine Mortalität nahe 100 % auf, von denen mit Grad-III-Verletzung versterben etwa ein Viertel, ein weiteres Viertel bleibt apallisch, von den übrigen bleiben die meisten schwerbehindert. Grad II ist mit weitgehend behinderungsfreiem Überleben vereinbar, bei Grad I betrifft dies die Mehrzahl.

Bildgebungsbefunde, die die Annahme einer substanziellen Hirnschädigung stützen (Wallesch et al. 2013 nach Widder 2005)

- Substanzdefekt nach Kontusion, Rinden- oder Marklagerblutung
- im CT kleine Hyper- oder Hypodensitäten im Bereich der Mark-Rinden-Grenze als Ausdruck einer traumatischen axonalen Schädigung (meist erst nach > 8 Stunden erkennbar, ▶ Abb. 3.1), im MRT als Anisodensitäten je nach Sequenz (▶ Abb. 7.1)
- in der Initialphase isolierte Signalanhebungen in diffusionsgewichteten Sequenzen
- Verminderung eins Hirnödems im Verlauf
- in der Spätphase fokale cortikale Atrophie als Zeichen einer fokalen Rindenkontusion
- in der Spätphase sekundäre Wallersche Degenerationen von Bahnsystemen
- in der Spätphase multifokale Hämosiderinablagerungen als Zeichen einer abgelaufenen traumatischen axonalen Schädigung mit Einblutungen

---

4.1.2 Komplikationen in der Akutphase

Hirnschwellung, Hirnödem, Hirndruck

In der ersten Stunde nach SHT kann bei schwereren Traumen eine Hirnschwellung durch Volumenzunahme der Nerven- und Gliazellen entstehen. Das posttraumatische Ödem entwickelt sich in den ersten Stunden nach SHT und erreicht seinen Höhepunkt nach 12 Stunden, woran sich allerdings eine tagelange Plateauphase anschließen kann. Beide Arten der Hirnvolumenzunahme führen, da das intrakranielle Volumen durch den Schädel begrenzt ist, zu einem intrakraniellen Druckanstieg (»Hirndruck«). Dieser beeinträchtigt die Hirnperfusion und kann so zu Sekundärschäden führen. Ein intrakranieller Druck über 20 mmHg gilt als erhöht. Die Messung erfolgt bei Traumapatienten durch intrakranielle (epidurale oder intraventrikuläre) Sonden. Der normale zerebrale Perfusionsdruck (Mitteldruck über Systole und Diastole) liegt zwischen 60 und 70 mmHg, er kann vor allem bei Polytraumapatienten mit großem Blutverlust deutlich darunter liegen. Klinisch zeigt sich beim nicht sedierten und relaxierten Patienten der Hirndruck an Hirnstammsymptomen wie Beuge-Streck- und Streck-Streck-Synergismen, Veränderungen der Pupillenweite und des Atemtyps (▶ Abb. 4.1). Diese entwickeln sich bei Hirndruck typischerweise von rostral (mundwärts) nach caudal (schwanzwärts), also im Hirnstamm von oben nach unten. Wenn das Hirnödem und damit die Volumenzunahme nur das Großhirn

4 Klinik

	Mittelhirnsyndrom				Bulbärhirnsyndrom	
	1	2	3	4	5	6
Vigilanz	leichte Somnolenz	tiefe Somnolenz	Koma	Koma	Koma	Koma
Reaktivität auf sensorische Reize	verzögert	vermindert	fehlend	fehlend	fehlend	fehlend
spontane Motorik						
motorische Reaktion auf Schmerzreize			Beuge-Streck-Synergismus	Streck-Streck-Synergismus		
Muskeltonus	normal	erhöht (an den Beinen)	erhöht (generalisiert)	stark erhöht	normal – schlaff	schlaff
Pupillenweite	mittelweit	verengt	eng	mittelweit erweitert	erweitert	maximal weit
Pupillenreaktion auf Licht	normal	verzögert	träge	vermindert	angedeutet – fehlend	fehlend
okulozephaler Reflex			Augen behalten ihre Postion im Raum	Augen behalten ihre Postion im Raum		
Atmung			periodische Atmung	Maschinenatmung	ataktische Atmung	Schnappatmung

Abb. 4.1: Symptome einer von rostral nach caudal sich entwickelnden Hirnstammschädigung bei Hirndruck (nach Lücking und Wallesch 1996)

betrifft, kann es zu einer Verlagerung des medialen Temporallappens in den Tentoriumschlitz mit der Folge einer Kompression der Hirnschenkel (Folge: kontralaterale Hemiparese), der okulomotorischen Nerven, des Mittelhirns und der Brücke kommen (innere Herniation). Bei Hirndruck in der hinteren Schädelgrube kann es zu einem Vorfall der Kleinhirntonsillen in das Hinterhauptsloch mit Folge einer Atemlähmung oder hohen Rückenmarkskompression kommen. Nach Schädelbruch und nach Kraniektomien kann es zu Verlagerung von Hirngewebe durch die Knochenlücke kommen (»äußere Herniation«).

Die Bewusstseinslage ist durch zunehmende Somnolenz (Verhangenheit mit noch bestehender gerichteter Reaktion auf zunehmend intensive Reize) und schließlich Koma (fehlende gerichtete Reaktionen) gekennzeichnet. Auch im Koma sind noch ungerichtete Reaktionen (z. B. Beuge-Streck- und Streck-Streck-Synergismen auf Schmerzreize, motorische Unruhe bei gefüllter Blase) möglich. Der Muskeltonus erhöht sich zunächst, bis die Muskulatur im Rahmen des Bulbärhirnsyndroms wieder erschlafft. Bei einer Schädigung des Mittelhirns treten Beuge-Streck-Synergismen entweder spontan oder auf Reize auf. Diese Haltung mit gebeugten Armen und gestreckten Beinen wird auch als »Decortikationshaltung« beschrieben, sie entspricht dem Lähmungsmuster nach Großhirnschädigung. Das Haltungsmuster des Streck-Streck-Synergismus mit gestreckten Armen und Beinen wurde früher als »Dezerebrationshaltung« bezeichnet, es markiert den Übergang vom Mittelhirn- zum Bulbärhirnsyndrom und weist auf eine akute Lebensgefahr hin. Beim Übergang zum Bulbärhirnsyndrom vertieft sich zunächst die Atmung bis hin zur Hyperventilation in der »Maschinenatmung«, wird dann unkoordiniert (»ataktische Atmung«), bis schließlich die Schnappatmung ein finales Stadium anzeigt. Der okulozephale Reflex, das Stehenbleiben der Augen im Raum bei passiver Drehung des Kopfes ist beim Bewusstseinsklaren gehemmt, im Mittelhirnsyndrom dann enthemmt, bis es im Weiteren zu einer Dissoziation der Augenbewegungen (die Augen bewegen sich nicht mehr parallel) und schließlich zum Erlöschen des Reflexes kommt. Die hier genannten Hirnstammreflexe sind Bestandteil der Hirntoddiagnostik. Abbildung 4.1 stellt Veränderungen weiterer physiologischer Parameter bei zunehmendem Hirndruck dar. Der zunehmende Ausfall von Mittelhirn- und Hirnstammfunktionen zeigt sich im EEG mit einer zunehmenden Allgemeinveränderung bis hin zum sich über ein Burst-Suppression-Muster (Bursts von EEG-Aktivität mit zwischenzeitlicher Nulllinie) entwickelnden Nulllinien-EEG sowie in einem Ausfall der somatosensibel evozierten Potenziale (die die Integrität der Hirnstamm-Großhirnachse erfassen) und der späteren akustisch evozierten Potenziale. Letztere sind ein Korrelat der Verarbeitung akustischer Reize in einer Kette von Hirnstammkernen, die nacheinander ausfallen, bis nur noch das im Innenohr generierte Potenzial übrigbleibt.

Eine Senkung des Hirndrucks kann auf verschiedenen Wegen erfolgen:

- Oberkörperhochlagerung auf etwa 30°. Sie fördert den venösen Abstrom. Gleichzeitig sollte der Kopf in Mittelstellung liegen, um Halsvenen nicht zu komprimieren. Die Lagerung führt allerdings auch zu einer Abnahme des zerebralen Perfusionsdrucks. Meist verbleibt jedoch ein Nettoeffekt, der sich an der Hirndrucksonde ablesen lässt. Der Effekt setzt nach wenigen Minuten ein.
- Intravenöse Gabe hyperosmolarer Lösungen von Mannit oder Sorbit, die Wasser nach intravaskulär ziehen. Es wandern aber auch osmotisch wirksame Moleküle über die Blut-Hirnschranke, die im Weiteren Flüssigkeit aus den Gefäßen in das Hirngewebe ziehen. Der Effekt ist also auf 1 bis 2 Stunden begrenzt, danach muss das Osmotikum ausgeschlichen werden, damit es nicht zu einem Rebound mit neuerlichem Hirndruckanstieg kommt.
- Bei beatmeten Patienten besteht die Möglichkeit der kontrollierten Hyperventilation. Diese führt zu einer Absenkung des CO_2-Partialdrucks (normal 35 mmHg) im Blut mit der Folge einer reflektorischen Vasokonstriktion, die das intrakranielle Gefäßvolumen vermindert. Auch hier sollte der Effekt durch eine Hirndrucksonde kontrolliert werden.
- Bei der chirurgischen Dekompression, die sowohl zur Entlastung des Großhirns (Hemkraniektomie) wie auch bei Raumforderung in der hinteren Schädelgrube durchgeführt werden kann, werden großflächig die Schädelknochen einer Seite entfernt (und zur späteren Wiedereinsetzung eingefroren). Sie kann bei Bedarf beidseits durchgeführt werden. Wegen des Sinus sagittalis superior (einer großen intrakraniell entlang des Irokesenscheitels verlaufenden Vene, die nicht/kaum genäht werden kann) kann die Entdeckelung nicht die Mittellinie überschreiten. Der langfristige Nutzen der Hemikraniektomie ist anders als bei Patienten mit ausgedehnten Schlaganfällen nicht belegt, sie ist als individueller Heilversuch in Situationen anzusehen, wo alle anderen Möglichkeiten ausgeschöpft sind.

- Hirnmetabolismus, zerebraler Blutfluss und intrakranielles Blutvolumen lassen sich außerdem durch therapeutische Hypothermie (Herunterkühlen des Kopfes oder des Patienten auf 35–30°C) beeinflussen. Um die Kühlung zu erzielen, muss der Patient mit Neuroleptika behandelt werden. Das Verfahren ist mit einem deutlich erhöhten Pneumonierisiko verbunden. Sein Stellenwert in der Behandlung nach SHT ist nicht belegt.

In der Hirndruckbehandlung obsolet ist die Gabe von Barbituraten (sollen den Metabolismus senken und sind mit Pneumonierisiko assoziiert). Diskutiert wird neuerdings (wieder) die Gabe von Azetazolamid (Diamox®), das die Liquorproduktion vermindert.

Epiduralhämatom

Epiduralhämatome entstehen meist durch Einriss von Duraarterien (häufig die A. meningea media) bei Schädelfraktur, in selteneren Fällen und dann mit weniger dramatischen Konsequenzen durch Sickerblutungen aus dem Frakturspalt (Sakowitz und Unterberg 2005). Bei arteriellen Blutungen kommt es zu einem raschen Druck- und Volumenzuwachs der Blutung, die außerhalb der harten Hirnhaut im Epiduralraum gelegen ist, und damit auch zu einem raschen Anstieg des intrakraniellen Drucks mit den oben beschriebenen Folgen. Da der Blutung ursächlich eine Fraktur zugrunde liegt, die einen Teil der kinetischen Energie absorbiert, ist die Klinik des initialen Traumas häufig gering. Im typischen Fall kommt es durch die epidurale Blutung zu einer sekundären Eintrübung innerhalb der ersten Stunde nach Trauma mit Bewusstlosigkeit und Anisokorie (wegen der Kompression des N. oculomotorius auf der Seite des Hämatoms). Bei rascher neurochirurgischer Intervention (innerhalb der ersten 2 Stunden nach Trauma) ist die Prognose günstig.

Subduralhämatom

Blutungsquelle bei Subduralhämatomen sind in erster Linie eingerissene Brückenvenen, die zwischen Hirnoberfläche und Dura verlaufen, oder cortikale Kontusionen. Das Hämatom kann sich über die ganze Großhirnhälfte ausbreiten und ein großes Volumen erreichen. Der Progress ist langsamer als beim Epiduralhämatom. Risikofaktoren sind Alter, Gerinnungsstörungen und Alkoholmissbrauch. Nach Cooper (1982) werden akute, subakute und chronische Subduralhämatome unterschieden. Akute Subduralhämatome führen innerhalb von 72 Stunden zu ähnlichen Symptomen wie oben beim Epiduralhämatom beschrieben, subakute innerhalb von 3 bis 20 Tagen meist zu Halbseitensymptomen und kognitiver Verschlechterung. Typische Symptome sind Kopfschmerz, Aufmerksamkeitsstörungen, Wortfindungsstörungen, Halbseitenzeichen, Anfälle und schließlich Bewusstseinsstörungen. Auch bei ausbleibender weiterer Einblutung können Subduralhämatome im Verlauf an Volumen zunehmen, da das großmolekulare Hämoglobin in kleinere Moleküle zerfällt und so ein osmotischer Sog entsteht. Entsprechend nimmt die physikalische Dichte des Hämatoms im Verlauf ab und es wird im CT zunehmend iso- und zuletzt hypodens. Bei mehrzeitigen Blutungen erscheinen die frischeren Anteile im CT hyperdens und die älteren weniger dicht.

Traumatische Subarachnoidalblutung

Traumatische Subarachnoidalblutungen entstehen in der Regel aus Verletzungen der Hirnoberfläche und sind daher ein Hinweis auf das Vorliegen einer strukturellen Hirnverletzung. Anders als spontane Subarachnoidalblutungen liegen sie nicht an der Schädelbasis oder im Interhemisphärenspalt, sondern häufig an der Hirnoberfläche, wo sie dem Muster der Hirnwindungen folgen. Auch traumatische Subarachnoidalblutungen können Gefäßspasmen mit der Folge ischämischer Infarkte nach sich ziehen.

Traumatische intrazerebrale Hämatome

Ursache können Hämorrhagien in Kontusionsherden und intrazerebrale Gefäßzerreißungen sein. Im letzteren Fall und bei Arterienverletzung oder Gerinnungsstörung/Antikoagulation können sie im Verlauf rasch größenprogredient sein und zu Hirndruck führen. In diesem Fall kann eine Hemikraniektomie oder eine neurochirurgische oder stereotaktische Ausräumung indiziert sein (Mendelow und Unterberg 2007).

Posttraumatischer Hydrocephalus

Bei Patienten mit schwereren SHT ist die Entwicklung eines posttraumatischen Hydrocephalus eine häufige Komplikation. Besonders gefährdet sind Patienten mit Blutungseinbruch ins Ventrikelsystem. Dieser kann zu Verlegungen der Liquorabflusswege insbesondere im Aquädukt führen, weil Blut im Gewebe entzündliche Reaktionen und damit Verklebungen auslöst. Klinisch imponieren eine ausbleibende Besserung oder sekundäre Verschlechterung vor allem von Aufmerksamkeitsfunktionen und psychomotorischer Geschwindigkeit, in schweren Fällen auch eine zunehmende Bewusstseinsstörung. Ein klinisches Frühzeichen ist eine Blickparese nach oben (wegen Druck im Bereich des hinteren Thalamus und der oberen Vierhügel). Es wird empfohlen, 6 Wochen nach schwereren Traumen mit intrakraniellen Blutungen ein CT zum Ausschluss einer Liquorabflussstörung durchzuführen, auch um erfolglose rehabilitative Interventionen zu vermeiden, bei ausbleibender Besserung eine weitere nach 3 Monaten (Chesnut et al. 1993). Besonders bei älteren Patienten ist es nicht immer einfach, in der Bildgebung eine Liquorabflussstörung von einer trauma- oder anderweitig bedingten inneren Hirnatrophie und Leukencephalopathie zu differenzieren. Hier können Verhaltensbeobachtungen und motorische und psychomotorische Leitungsverbesserungen nach Entlastungs-Lumbalpunktionen zur Diagnose und Entscheidung über eine Shuntimplantation beitragen.

Frühanfälle

Als »Frühanfälle« werden meist generalisierte, gelegentlich jedoch auch fokale epileptische Anfälle bezeichnet, die innerhalb der ersten 24 Stunden nach Trauma auftreten. Mit zunehmender Schwere der Hirnverletzung werden sie häufiger, können jedoch auch bei Hirnverletzungen ohne bleibende strukturelle Schäden (»Commotio«) vorkommen. Sie sind, wenn auch nicht eng, mit der späteren Entwicklung einer posttraumatischen Epilepsie assoziiert (Asikainen et al. 1999). Sie dürfen nicht mit Beuge-Streck- und Streck-Streck-Synergismen verwechselt werden, die Ausdruck einer oberen bzw. unteren Hirnstammschädigung meist durch Hirndruck, gelegentlich auch durch eine traumatische Mittelhirn- oder Hirnstammblutung und damit ein Zeichen einer schweren Schädigung und ungünstigen Prognose sind, verwechselt werden.

Liquorfistel und Meningitis

Bereits ein kleiner Schädelbasisbruch im Bereich der vorderen Schädelgrube oder ein Felsenbeinbruch in Verbindung mit einer Durazerreißung kann wegen der Öffnung des Liquorraums zu Nasennebenhöhlen oder Mittelohr eine »offene Hirnverletzung« darstellen. Typischer Hinweis im CT ist der Nachweis intrakranieller Lufteinschlüsse. Liquorfluss kann die Verbindung nach außen aufrechterhalten, die Patienten sondern dann gelegentlich wasserklare Flüssigkeit aus der Nase ab (Rhinoliquorrhoe), die sich durch Laboruntersuchungen von Nasensekret unterscheiden lässt. Im Verdachtsfall sind auch ein szintigrafischer Nachweis oder der HNO-endoskopische Nachweis eines in den Liquorraum injizierten Farbstoffes möglich. Die Verbindung des Außen- mit dem Liquorraum stellt eine Eintrittspforte für Bakterien mit der Folge einer Meningitis dar.

Diabetes insipidus, SIADH und zerebrales Salzverlustsyndrom

Schwerere SHT betreffen häufig auch den Hypothalamus. Beim Diabetes insipidus ist die Produktion von antidiuretischem Hormon (ADH) vermindert mit der Folge, dass der Urin nicht ausreichend konzentriert wird, der Körper über eine erhöhte Urinmenge Wasser verliert und die Serumnatriumkonzentration ansteigt. Eine einfache Diagnose erlaubt ein Durstversuch, bei dem die Urinosmolarität nicht wie normal ansteigt. Nach SHT kann auch eine traumabedingte vermehrte ADH-Ausschüttung auftreten (das Hormon wird im Hypothalamus produziert und in der Hypophyse gespeichert und ausgeschüttet) mit der Folge einer Hypervolämie und dadurch Hyponatriämie (Syndrom der inadäquaten ADH-Sekretion, SIADH). Beim zerebralen Salzverlustsyndrom kommt es durch eine vermehrte Ausschüttung zerebraler natriuretischer Peptide zu Flüssigkeits- und Natriumverlust (Hypovolämie und Hyponatriämie). Die durch die genannten Komplikationen auftretenden Elektrolytstörungen können lebensbedrohliche Ausmaße annehmen.

Polytrauma und Hypoxie

Als Polytrauma werden mehrere gleichzeitig aufgetretene Verletzungen verschiedener Körperregionen bezeichnet, wobei mindestens eine Verletzung oder die Kombination mehrerer Verletzungen lebensbedrohlich sind (Tscherne und Regel 1997). Das Traumaregister der Deutschen Gesellschaft für Unfallchirurgie erfasste 2002 Daten von über 14.000 Polytraumata, davon hatten 58 % ein schweres SHT und ebenfalls 58 % ein schweres Thoraxtrauma erlitten, das über eine Sauerstoffmangelversorgung weitere Hirnschäden nach sich ziehen kann. Entsprechend kommt der Sicherstellung der Oxygenierung bei Polytraumapatienten eine herausragende Rolle zu (AWMF, Leitlinie Polytrauma, 2011).

Hirnnervenverletzungen

Häufig sind Mitbeteiligungen der Riechfäden (Abriss im Rahmen des Rotationstraumas) und der okulomotorischen Nerven, vor allem des N. oculomotorius, weniger häufig des N. abducens. Der Okulomotorius kann in seinem langen Verlauf auf der Schädelbasis im Rahmen von Hirndruck auch sekundär geschädigt werden. Dass eine An- oder Hyposmie nach SHT eine substanzielle Hirnschädigung beweise, ist falsch, sie entsteht in den meisten Fällen durch Abriss der Riechfäden.

4.2 Klinik der chronischen Phase

Bei schweren SHT stehen in der chronischen Phase die Folgen der Hirnstammschädigung im Vordergrund. Diese sind:

- psychomotorische Verlangsamung
- Tetraspastik
- Hypokinese
- Ataxie
- Dysarthrie
- Dysphagie.

Sehr schwere SHT können dauerhaft in ein apallisches Syndrom (»Wachkoma«) oder in einen Zustand minimalen Bewusstseins (minimally conscious state – MCS) einmünden. Beim Wachkoma handelt es sich um einen Zustand, bei dem nach initialem Koma mittelhirnvermittelt die Schlaf-Wach-Rhythmik wieder einsetzt, jedoch wie im Koma keine gerichteten Reaktionen beobachtet werden können (keine Blickfixation, keine Blickfolge, keine gerichteten Schmerzreaktionen, kein Arousal und keine Zuwendung auf Ansprache). Wie im Koma sind Hirnstammreflexe erhalten (Husten, Schlucken, Atmung), auch ungerichtete Reaktionen wie motorische Unruhe bei überfüllter Blase oder ungerichtete Unruhe bei Schmerzreiz sind erhalten. Für das apallische Syndrom wurde kürzlich die Bezeichnung »Syndrom reaktionsloser Wachheit« vorgeschlagen (von Wild et al. 2012).

Der Zustand minimalen Bewusstseins ist gegenüber dem apallischen Syndrom gekennzeichnet durch den eindeutigen, reproduzierbaren Nachweis von Selbst- oder Umweltbewusstsein durch eines oder mehrere der folgenden Verhaltensmuster (Giacino et al. 2002):

- Befolgen einfacher Kommandos
- gestische oder verbale Bejahung und Verneinung
- verständliche Verbalisationen
- zielgerichtetes Verhalten: Bewegungen oder Affektäußerungen, die in Zusammenhang mit Umweltstimuli stehen und nicht auf Reflexaktivität zurückzuführen sind (z. B. Blickfixation, Blickwendung).

Mittels funktioneller Neurophysiologie (z. B. P300) und funktioneller Bildgebung können kognitive Verarbeitungsprozesse, die nicht mit beobachtbarem Verhalten einhergehen, bei einigen Patienten im klinisch festgestellten apallischen Syndrom nachgewiesen werden. Diese Befunde sind auch als Ausdruck eines MCS zu werten und sollten verstärkte therapeutische Bemühungen nach sich ziehen. Es sei angemerkt, dass bei einigen Patienten im apallischen Syndrom die Gabe des Schlafmittels Zolpidem die Bewusstseinslage besserte, sodass ein MCS festgestellt werden konnte (Whyte und Myers 2009).

Bei fokalen Schädigungen durch Kontusion, intra- und extrazerebrale Blutungen sowie Einklemmungen durch Hirndruck können Hemiparesen und hirnlokale neuropsychologische Defizite wie Aphasien hinzutreten, außerdem Hirnnervenschädigungen, meist der okulomotorischen Nerven.

Eine häufig übersehene Spätfolge nach SHT ist die Hypophyseninsuffizienz mit sekundärer Hypothyreose und Hypocortisolismus, die ihrerseits zu Antriebsmangel und Aufmerksamkeitsstörungen führen. Sie scheint von Ausnahmen abgesehen nur bei schwereren SHT vorzukommen (Schneider et al. 2004). Klinisch weisen Diabetes insipidus (hormonell bedingte Störung der Urinkonzentration mit Folge häufigen und ergiebigen Wasserlassens), Gewichts- und Libidoverlust sowie Amenorrhoe auf eine Hypophyseninsuffizienz hin.

Bei leichteren gedeckten SHT dominieren neuropsychologische Defizite von Gedächtnis- sowie Aufmerksamkeits- und Exekutivfunktionen, des Antriebs, der psychomotorischen Geschwindigkeit und des Sozialverhaltens (Mazaux et al. 1997). Diese sind neurologisch-klinisch schwer zu quantifizieren, sodass für Fragestellungen der Rehabilitation und der Begutachtung neuropsychologische Expertise erforderlich ist (Wallesch et al. 2013).

Die Betroffenen klagen vor allem über Gedächtnisstörungen, insbesondere des Neugedächtnisses. Die einzelnen Gedächtnisfunktionen wie Enkodierung, Konsolidierung und Abruf sowie das Arbeitsgedächtnis können unterschiedlich schwer betroffen sein. Auch können sich Divergenzen zwischen verbaler und nonverbaler Modalität ergeben (Wallesch et al. 2013). Konfabulationen von Inhalten sind bei schwereren SHT nicht selten (Hannay et al. 1979).

In zweiter Linie werden Störungen von Aufmerksamkeitsfunktionen und Antrieb beklagt. Aus neuropsychologischer Sicht setzt sich Aufmerksamkeit aus isolierbaren und unterschiedlich repräsentierten Teilfunktionen zusammen (Spikman et al. 2001; Niemann und Gauggel 2014), die in unterschiedlichem Ausmaß betroffen sein können. Bei nur leicht beeinträchtigten Betroffenen lässt sich häufig noch eine vermehrte Ablenkbarkeit/Interferenzanfälligkeit nachweisen (Stuss et al. 1985). Generell gilt, dass es kein typisches Muster der Aufmerksamkeitsstörung nach SHT gibt, sondern dass die Störung der einzelnen Aufmerksamkeitsfunktionen interindividuell variiert.

Auch das Muster der Störungen von Exekutivfunktionen ist unterschiedlich. Betroffen sein können Steuerungsfähigkeit, Impulskontrolle, Planung, die Fähigkeiten zu kategorisieren und zu abstrahieren, zu Kritik und Selbstkritik, zum Wechsel zwischen Handlungsroutinen, zur Problemlösung sowie die Fähigkeit, sich in Denken und Motive anderer hineinzuversetzen (»theory of mind«) (Wallesch et al. 2013). Häufig geben Fremdanamnese und Verhaltensbeobachtung validere Hinweise als psychologische Testverfahren.

Nach SHT sind Depressionen (13,9 % vs. 2,1 %) und Angststörungen (9,0 % vs. 0,8 %) deutlich häufiger als in der Allgemeinbevölkerung (Deb et al. 1999b). Einflussgrößen für psychiatrische Komorbiditäten in einer konsekutiven Serie von SHT aller Schweregrade waren:

- fortbestehende Behinderung
- frühere Kopfverletzung
- frühere psychiatrische Erkrankung
- Alkoholmissbrauch vor SHT
- niedrigeres intellektuelles Niveau.

An Verhaltensauffälligkeiten fanden sich in derselben Studienpopulation bei 35 % Reizbarkeit, bei 15 % Antriebslosigkeit und bei 3 % soziale Enthemmung (Deb et al. 1999a).

Bei leichteren SHT erwiesen sich Alter und der CT-Nachweis intrakranieller Läsionen als Prädiktoren für das Auftreten einer Depression (Levin et al. 2005). Die Rate von Depressionen nach SHT nimmt im Verlauf zu, wie eine 6-monatige Längsschnittuntersuchung von Jorge et al. (1994) zeigte. In dieser Untersuchung wiesen depressive Patienten nach SHT im Vergleich zu nicht depressiven häufiger Depressionen in der Vorgeschichte und häufiger Defizite in Tests von Frontalhirnfunktionen auf, nicht jedoch stärkere Beeinträchtigungen in Alltagsaktivitäten und hatten auch keine schwereren SHT erlitten. In der MRT-Volumetrie zeigten sich bei Depressiven größere Verluste an grauer Substanz im Stirnhirn. Die Autoren sehen einen kausalen Zusammenhang zwischen Frontalhirnschädigung und Depression nach SHT.

Die Psychopathologie organischer Hirnkrankheiten und ihre Beschreibung stellen besondere Herausforderungen an den medizinischen wie den psychologischen Diagnostiker. Auch Psychiater arbeiten hier außerhalb ihres üblichen Er-

Alertness/Wachheit	Agitiertheit	Desorientiertheit
Aufmerksamkeit	Sprechstörungen	expressive Störungen
Verständnisstörungen	Gedächtnisstörungen	motorische Verlangsamung
körperbezogene Beschwerden	inadäquate Selbsteinschätzung	Halluzinationen
ungewöhnliche Denkinhalte	Angst	depressive Stimmung
Schuldgefühle	Affektlabilität	Affektverflachung
Irritabilität/Ablenkbarkeit	Enthemmung	Erregtheit/Manie
Feindseligkeit/unkooperatives Verhalten	Misstrauen	emotionale Zurückgezogenheit
formale Denkstörungen	Umstellungsfähigkeit	Planungsfähigkeit
Mangel an Initiative/Motivation	Ermüdbarkeit	

Abb. 4.2: Beobachtungskategorien der Neurobehavioural Rating Scale (Levin et al. 1987). Es ist zu beachten, dass das System primär auf Patienten mit akuten Hirnverletzungen zugeschnitten ist und nicht nur psychopathologische Inhalte umfasst. Die nicht-psychopathologischen Inhalte stellen bedeutsame Kontrollvariablen dar

fahrungsbereichs. Um die Psychopathologie von Hirnverletzten in Worte zu kleiden, können die Beschreibungsebenen der Neurobehavioural Rating Scale hilfreich sein (Levin et al. 1987; ▶ Abb. 4.2).

An Komplikationen des SHT können auch in der chronischen Phase Krampfanfälle, Meningitiden und Abszesse nach Liquorfistel und Liquorabflussstörungen auftreten. Die Mehrzahl posttraumatischer Anfälle tritt innerhalb der ersten 4 Jahre nach SHT auf, insbesondere nach offenen Traumata sind jedoch auch wesentlich längere Intervalle beschrieben worden (Annegers et al. 1998). Eine wichtige Differenzialdiagnose sind psychogene Anfälle (Barry et al. 1998).

Risikofaktoren für die Entwicklung eines posttraumatischen Anfallsleidens sind:

- das Auftreten von Anfällen am 2. bis 7. Tag nach Trauma (Schütze et al. 1999; Angeleri et al. 2002)
- schwere, ausgedehnte Hirnverletzungen, v. a. frontal, zentroparietal und temporal
- offene Hirnverletzungen (Schütze et al. 1999) und ein Herdbefund im EEG.

Eingedrungene Fremdkörper sowie Liquorfisteln, die vor allem nach Frakturen der Frontobasis (frontale Schädelbasis) auftreten, können auch Jahre nach erlittenem SHT noch zu Meningitiden und intrazerebralen Abszessen führen.

Viele Patienten nach schwereren SHT, insb. solche mit intrakraniellen Blutungen, werden mit Shuntsystemen versorgt. Beim Shunt trifft ein mechanisches auf ein biologisches System. Der Shunt soll den Liquorabfluss in einem engen Regelbereich sicherstellen. Das System kann infiziert werden und kann verstopfen, z. B. durch Bildung von Granulationsgewebe an der Austrittsstelle in die Bauchhöhle. Die Verstopfung führt zu einer neuerlichen Liquorabflussstörung. Ein infiziertes Shuntsystem muss entfernt und kann erst nach Behandlung des Infekts wieder ersetzt werden. Die Zwischenzeit kann durch eine Lumbaldrainage oder durch regelmäßige Lumbalpunktionen überbrückt werden. Bei im Rahmen der Besserung zunehmend aufrechter Körperhaltung kann es zu Überdrainage mit der Ausbildung von subduralen Hygromen kommen, die zu fokalen neurologischen Symptomen führen. Die Ausbildung von Hygromen wird begünstigt durch corticale Narben, weil hier der Gegenzug durch Anheftung des Gehirns an die Dura im kapillären Spalt fehlt. Abhilfe schaffen kann ein Ventil mit höherem Öffnungsdruck oder die Implantation eines Shuntassistenten, eines zweiten Ventils, das sich in aufrechter Körperhaltung schließt.

5 Neurologisch-neuropsychologische Rehabilitation

Die Prognose nach SHT wie auch nach anderen akuten Hirnschädigungen ergibt sich aus

- Art und Ausmaß der initialen Schädigung
- Komplikationen
- Intensität und Dauer der Therapie
- Aktivierung individueller Ressourcen (kognitiv, motorisch, sozial, finanziell).

Beim Schädigungsmuster ist zwischen fokalen und diffusen (diffuse traumatische Schädigung, ▶ Kap. 3) Schädigungen sowie hinzutretenden Komplikationen zu unterscheiden. Letztere können den weiteren Verlauf ungünstig beeinflussen, wie z. B. unzureichend kontrollierbare Anfälle, Liquorabflussstörungen, sekundäre Infektionen oder Hypoxie im Rahmen von Pneumonien. Die individuellen Ressourcen beinhalten kognitive und psychosoziale Faktoren, soziale Unterstützung, aber auch Auswirkungen von Alter und Komorbiditäten. Beeinflusst wird die Aktivierung von Ressourcen durch das Angebot an möglichst individuell angepassten Rehabilitationsmaßnahmen und die Dynamik des Rehabilitationsprozesses einschließlich der Reaktion des Patienten auf rehabilitative Interventionen (Schönle 2005). Das langfristige Ergebnis wird außerdem erheblich beeinflusst durch die Dynamik der Reintegration (ebd.) mit Elementen wie Krankheitsverarbeitung, Coping, Adaptation, neuem Lebensentwurf, aber auch sozialer und gesellschaftlicher Unterstützung. Besonders die Integration Hirnverletzter lässt in Deutschland, aber auch in vielen anderen Ländern noch viel zu wünschen übrig. Es ist zu hoffen, dass die Umsetzung der UN-Behindertenrechtskonvention (Bundesgesetzblatt, 2008, Teil II Nr. 35, 1419-1457) und der Empfehlungen zur Phase E der neurologischen Rehabilitation der Bundesarbeitsgemeinschaft für Rehabilitation (BAR 2014) hier zu Verbesserungen führen werden. Die Phase E betrifft die berufliche Rehabilitation und Reintegration.

Der Dynamik des Rehabilitationsprozesses und dem Veränderungspotenzial der Rehabilitationsziele trägt die Prognostik Rechnung. Bei Rehabilitationsmaßnahmen im Auftrag der Deutschen Rentenversicherung ist in regelmäßigen Abständen ein neurologisches Rehabilitationsassessment mit Einschätzung der Auswirkungen von verletzungsbedingten Funktionsstörungen auf Alltag und Beruf durch einen erfahrenen Rehabilitationsarzt vorzunehmen (DRV Formularnummer G9504). Die Validität dieses Assessments konnte für Schlaganfallpatienten bestätigt werden (Frank et al. 2006).

In frühen Phasen der Rehabilitation, insbesondere bei noch komatösen oder schwer bewusstseinsgetrübten Patienten können klinische Befunde wie die Pupillenreaktion (Choi et al. 1994), die Ergebnisse apparativer Untersuchungsverfahren wie EEG (Logi et al. 2011) und somatosensibel evozierte Potenziale (Robinson et al. 2003) zur Prognosestellung beitragen und bildgebende Verfahren Komplikationen nachweisen oder ausschließen. In der Differenzialdiagnose zwischen Koma und minimaler Bewusstheit können ereigniskorrelierte Potenziale unter dem P300-Paradigma zum Nachweis kognitiver Prozesse beitragen (Risetti et al. 2013). Auch bei Patienten im Wachkoma sind Rehabilitationsmaßnahmen angezeigt und ist die Diagnose im Verlauf zu hinterfragen. Von 140 erwachsenen Patienten, die einen Monat nach Trauma apallisch waren, waren 42 % nach einem Jahr bei Bewusstsein und 14 % in Alltagsfunktionen selbstständig. Bei 3 Monate nach Trauma anhaltendem Wachkoma kam es hingegen nicht mehr zur Rückbildung (Braakman et al. 1988). Bei Kindern sind hingegen auch nach längeren Zeiträumen im Koma Remissionen möglich (Eilander et al. 2005).

Die neurologische Rehabilitation gliedert sich in Deutschland in Phasen unterschiedlicher Intensität (intensiv-)medizinischer Behandlung und Pflegeaufwands (BAR 1995). Dieses Stufenkonzept begründet einen Anspruch auf den frühestmöglichen Übergang von der Akutbehandlung in die Rehabilitation und sollte bestehende Versorgungslücken schließen helfen. Das Konzept unterscheidet folgende Phasen:

- Phase A: Akutbehandlungsphase
- Phase B: Behandlungs-/Rehabilitationsphase, in der noch intensivmedizinische Behandlungsmöglichkeiten vorgehalten werden müssen
- Phase C: Behandlungs-/Rehabilitationsphase, in der die Patienten bereits in der Therapie mitarbeiten können, sie aber noch kurativmedizinisch und mit hohem pflegerischen Aufwand betreut werden müssen
- Phase D: Rehabilitationsphase nach Abschluss der Frühmobilisation
- Phase E: Behandlungs- und Rehabilitationsphase nach Abschluss einer intensiven medizinischen Rehabilitation – nachgehende Rehabilitationsleistungen und berufliche Rehabilitation
- Phase F: Behandlungs-/Rehabilitationsphase, in der dauerhafte unterstützende, betreuende und/oder zustandserhaltende Leistungen erforderlich sind (BAR 1995).

Das Vorgehen in der Phase A wurde unter Abschnitt 4.1, Aspekte der Phase F werden in Abschnitt 6.3 dargestellt.

5.1 Phase B der neurologischen Frührehabilitation

Patienten nach SHT, die in die Phase B der Frührehabilitation aufgenommen werden, wurden von der BAR folgendermaßen beschrieben (BAR 1995):

- bewusstlose bzw. qualitativ oder quantitativ schwer bewusstseinsgestörte Patienten, darunter auch solche im Wachkoma. Neben der Bewusstseinsstörung können weitere schwerste Hirnfunktionsstörungen bestehen wie Desorientiertheit, Agitiertheit, Aggressivität, Impulskontrollstörungen
- Folgen eines Polytraumas
- die primäre Akutversorgung ist abgeschlossen, aktuell sind keine chirurgischen Interventionen erforderlich
- keine Sepsis, keine floride Osteomyelitis
- die intrakraniellen Druckverhältnisse sollen stabil sein (in der Praxis heißt das, dass aktuell kein Hirndruck mehr besteht, jedoch weiterhin eine Gefährdung durch Liquorabflussstörungen gegeben ist)
- nicht fähig zur kooperativen Mitarbeit
- vollständig von pflegerischer Hilfe abhängig
- in der Regel Sondenernährung erforderlich
- in der Regel können Ausscheidungsfunktionen nicht kontrolliert werden
- u. U. erhebliche Selbst- und/oder Fremdgefährdung bei Dyskontrollstörungen, Verwirrtheitszuständen oder anderen schweren psychischen Störungen
- bestehende Begleiterkrankungen dürfen eine Mobilisierung nicht verhindern.

Nicht erwähnt in den BAR-Empfehlungen sind Patienten mit geblockten oder zeitweise geblockten Trachealkanülen sowie solche, die unvorhersehbar absaugpflichtig sind. Diese werden heute ebenfalls der Phase B zugeordnet, wobei die dauerhafte Dekanülierung ein zentrales Therapieziel ist. Die BAR-Empfehlungen gehen außerdem davon aus, dass Patienten der Phase B nicht mehr (kontrolliert) beatmungspflichtig sein sollen. Ausnahmen seien lediglich möglich bei Patienten, die mental nicht eingeschränkt sind, deren Atemantrieb aber gestört ist. Hier ist die Entwicklung der medizinischen Versorgung in der DRG (Diagnosis Related Groups)-Ära über die BAR-Empfehlungen hinweggegangen, aktuell werden bis zu 30 % der Patienten beatmet in Phase-B-Einrichtungen verlegt (Hoffmann et al. 2004). Ziel der Phase B ist es, Kooperations- und damit Rehabilitationsfähigkeit herzustellen. In der Therapie kommt der aktivierenden Pflege eine herausragende Rolle zu (Lautenschläger et al. 2013). Nach BAR (1995) ist die Behandlung in der Phase B zu beenden, wenn bei ungestörtem Therapieverlauf über mindestens 8 Wochen kein funktioneller Zuwachs feststellbar ist.

In den meisten Bundesländern ist die Phase B der akutstationären (Krankenhaus-)Behandlung zugeordnet und unterliegt dem DRG-System. Die Prozedur im Operationen- und Prozeduren-System nach § 301 Sozialgesetzbuch V (OPS-301) ist die OPS 8-552, die folgende Mindestmerkmale voraussetzt (www.dimdi.de):

- Frührehateam unter der Leitung eines Facharztes für Neurologie, Neurochirurgie, Physikalische und Rehabilitative Medizin oder Kinder- und Jugendmedizin mit der Zusatzbezeichnung Neuropädiatrie, der über eine mindestens 3-jährige Erfahrung in der neurologisch-neurochirurgischen Frührehabilitation verfügt. Im Frührehateam muss der neurologische oder neurochirurgische Sachverstand kontinuierlich eingebunden sein.
- Standardisiertes Frührehabilitations-Assessment zur Erfassung und Wertung der funktionellen Defizite in mindestens 5 Bereichen (Bewusstseinslage, Kommunikation, Kognition, Mobilität, Selbsthilfefähigkeit, Verhalten, Emotion) zu Beginn der Behandlung. Der Patient hat einen Frührehabilitations-Barthel-Index nach Schönle bis maximal 30 Punkte zu Beginn der Behandlung.
- Wöchentliche Teambesprechungen mit wochenbezogener Dokumentation bisheriger Behandlungsergebnisse und weiterer Behandlungsziele.
- Aktivierend-therapeutische Pflege durch besonders geschultes Pflegepersonal auf dem Gebiet der neurologisch-neurochirurgischen Frührehabilitation.
- Vorhandensein und Einsatz von folgenden Therapiebereichen: Physiotherapie/Krankengymnastik, Physikalische Therapie, Ergotherapie, Neuropsychologie, Logopädie/faziorale Therapie und/oder therapeutische Pflege (Waschtraining, Anziehtraining, Esstraining, Kontinenztraining, Schlucktraining, Tracheostomamanagement, isolierungspflichtige Maßnahmen u. a.) patientenbezogen in unterschiedlichen Kombinationen von mindestens 300 Minuten täglich (bei simultanem Einsatz von zwei oder mehr Mitarbeitern dürfen die Minutensummen aufsummiert werden) im Durchschnitt der Behandlungsdauer der neurologisch-neurochirurgischen Frührehabilitation. Leistungen der durch Musiktherapeuten durchgeführten Musiktherapie können auf die tägliche Therapiezeit angerechnet werden, wenn das therapeutische Konzept der Frührehabilitationseinrichtung Musiktherapie vorsieht.

Beispielhaft sind hier diejenigen Instrumente aufgeführt, die für das Frührehabilitations-Assessment in der BDH-Klinik Elzach (in der einer der Autoren, Prof. Wallesch, tätig ist) eingesetzt werden:

- Barthel-Index (▶ Tab. 5.1)
- Erweiterter Barthel-Index (▶ Tab. 5.2)
- Frührehabilitations-Barthel-Index (▶ Tab. 5.3)
- Glasgow Coma Scale (▶ Tab. 4.1)
- Kommunikationsskala (▶ Tab. 5.4)
- Motor Activity und Ambulation aus dem Activity Index (▶ Tab. 5.5).

Tab. 5.1: Barthel-Index (Mahoney und Barthel 1965, nach DIMDI 2013)

Alltagsfunktion	Punkte
Essen	
Komplett selbstständig oder selbstständige PEG-Beschickung/-Versorgung	10
Hilfe bei mundgerechter Vorbereitung, aber selbstständiges Einnehmen oder Hilfe bei der PEG-Beschickung/-Versorgung	5
kein selbstständiges Einnehmen und keine Hilfe bei der MS/PEG-Ernährung	0
Aufsetzen und Umsetzen	
Komplett selbstständig aus liegender Position in (Roll-)Stuhl und zurück	15
Aufsicht oder geringe Hilfe (ungeschulte Laienhilfe)	10
Erhebliche Hilfe (geschulte Laienhilfe oder professionelle Hilfe)	5
Wird faktisch nicht aus dem Bett transferiert	0
Sich waschen	
Vor Ort komplett selbstständig inkl. Zähneputzen, Rasieren und Frisieren	5
Erfüllt »5« nicht	0
Toilettenbenutzung	
Vor Ort komplett selbstständige Nutzung von Toilette oder Toilettenstuhl inkl. Spülung/Reinigung	10
Vor Ort Hilfe und Aufsicht bei Toiletten- oder Toilettenstuhlbenutzung oder deren Spülung und Reinigung erforderlich	5
Benutzt faktisch weder Toilette noch Toilettenstuhl	0
Baden/Duschen	
Selbstständiges Baden oder Duschen inkl- Ein-/Ausstieg, sich reinigen und abtrocknen	5
Erfüllt »5« nicht	0
Aufstehen und Gehen	
Ohne Aufsicht oder personelle Hilfe vom Sitz in den Stand kommen und mindestens 50 m ohne Gehwagen (aber ggf. mit Stöcken/Gehstützen) gehen	15
Ohne Aufsicht oder personelle Hilfe vom Sitz in den Stand kommen und mindestens 50 m mit Hilfe eines Gehwagens gehen	10
Mit Laienhilfe oder Gehwagen vom Sitz in den Stand kommen und Strecken im Wohnbereich bewältigen. Alternativ: im Wohnbereich komplett selbstständig im Rollstuhl	5
Erfüllt »5« nicht	0
Treppensteigen	
Ohne Aufsicht oder personelle Hilfe (ggf. inkl. Stöcken/Gehstützen) mindestens ein Stockwerk hinauf- und hinuntersteigen	10

Tab. 5.1: Barthel-Index (Mahoney und Barthel 1965, nach DIMDI 2013) – Fortsetzung

Alltagsfunktion	Punkte
Mit Aufsicht oder Laienhilfe mindestens ein Stockwerk hinauf und hinunter	5
Erfüllt »5« nicht	0
An- und Auskleiden	
Zieht sich in angemessener Zeit selbstständig Tageskleidung, Schuhe (und ggf. benötigte Hilfsmittel, z. B. Antithrombose-Strümpfe, Prothesen) an und aus	10
Kleidet mindestens den Oberkörper in angemessener Zeit an und aus, sofern die Utensilien in greifbarer Nähe sind	5
erfüllt »5« nicht	0
Stuhlkontinenz	
Ist stuhlkontinent, ggf. selbstständig bei rektalen Abführmaßnahmen oder AP-Versorgung	10
Ist durchschnittlich nicht mehr als eine 1x/Woche stuhlinkontinent oder benötigt Hilfe bei rektalen Abführmaßnahmen/AP-Versorgung	5
ist durchschnittlich mehr als 1x/Woche stuhlinkontinent	0
Harninkontinenz	
Ist harnkontinent oder kompensiert seine Harninkontinenz/versorgt seinen DK komplett selbstständig und mit Erfolg (kein Einnässen von Kleidung oder Bettwäsche)	10
Kompensiert seine Harninkontinenz selbstständig und mit überwiegendem Erfolg (durchschnittlich nicht mehr als 1X/Tag Einnässen von Kleidung oder Bettwäsche) oder benötigt Hilfe bei der Versorgung seines Harnkathetersystems	5
Ist durchschnittlich mehr als 1x am Tag harninkontinent	0
Summe maximal	**100**

Für die Einstufung nach Barthel-Index stellt DIMDI das »Hamburger Einstufungsmanual zum Barthel-Index« zur Verfügung (DIMDI 2014).

Der erweiterte Barthel-Index erfasst zusätzlich zum und in Ergänzung des Barthel-Index kognitive Funktionen (Prosiegel et al. 1996; ▶ Tab. 5.2).

Tab. 5.2: Erweiterter Barthel-Index (Prosiegel et al. 1996, nach DIMDI 2013)

Kognitive Funktion	Punkte
Verstehen	
Ungestört (nicht Patienten, die nur Geschriebenes verstehen)	15
Versteht komplexe Sachverhalte, aber nicht immer	10
Versteht einfache Aufforderungen	5
Verstehen nicht vorhanden	0
Sich verständlich machen	
Kann sich über fast alles verständlich machen	15
Kann einfache Sachverhalte ausdrücken	5
Kann sich nicht oder fast nicht verständlich machen	0
Soziale Interaktion	
Ungestört	15
Gelegentlich unkooperativ, aggressiv, distanzlos oder zurückgezogen	5
Immer oder fast immer unkooperativ	0
Lösung von Alltagsproblemen (Planung von Handlungsabläufen, Umstellungsfähigkeit, Einhalten von Terminen, pünktliche Medikamenteneinnahme, Einsicht in Defizite und deren Konsequenzen im Alltag)	
Im Wesentlichen ungestört	15
Benötigt geringe Hilfestellung	5
Benötigt erhebliche Hilfestellung	0
Gedächtnis, Lernen und Orientierung	
Im Wesentlichen ungestört (kein zusätzlicher Pflegeaufwand erforderlich)	15
Muss gelegentlich erinnert werden oder verwendet externe Gedächtnishilfen	10
Muss häufig erinnert werden	5
Desorientiert, mit oder ohne Tendenz zum Weglaufen	0
Sehen und Neglect	
Im Wesentlichen ungestört	15
Schwere Lesestörung, findet sich aber (ggf. mit Hilfsmitteln) in bekannter und unbekannter Umgebung zurecht	10
Findet sich in bekannter, aber nicht in unbekannter Umgebung zurecht	5
Findet sich auch in bekannter Umgebung nicht ausreichend zurecht (findet z. B. eigenes Zimmer oder Station nicht/übersieht oder stößt an Hindernisse oder Personen)	0
Summe maximal	**90**

Der Frührehabilitations-Barthel-Index nach Schönle (1995) beinhaltet Items, die bei seiner Berechnung vom Barthel-Index vom Barthel-Punktwert in Abzug gebracht werden (▶ Tab. 5.3). Ein Vorschlag zur Definition und Operationalisierung des Früreha-Barthel-Indexes wurde von Rollnik et al. (2012) gemacht.

Tab. 5.3: Frührehabilitations-Barthel-Index nach Schönle (1995, nach DIMDI 2013)

FR-Index-Kriterien	Punkte
Intensivmedizinisch überwachungspflichtiger Zustand	– 50
Absaugpflichtiges Tracheostoma	– 50
Intermittierende Beatmung	– 50
Beaufsichtigungspflichtige Orientierungsstörung (Verwirrtheit)	– 50
Beaufsichtigungspflichtige Verhaltensstörung (mit Eigen- und/oder Fremdgefährdung)	– 50
Schwere Verständnisstörung	– 25
Beaufsichtigungspflichtige Schluckstörung	– 50

Tab. 5.4: Goodglass und Kaplan Communication Scale/Aphasia Severity Rating Scale (Googlass und Kaplan 1983), gekürzte Darstellung und freie Übersetzung

Goodglass und Kaplan Communication Scale	
0.	Keine verständlichen Äußerungen und kein Sprachverständnis
1.	Kommunikation durch fragmentarische Äußerungen
2.	Eine Unterhaltung über bekannte Inhalte ist mit Hilfen des Kommunikationspartners möglich. Trotz häufigen Scheiterns beteiligt sich der Patient an der Gesprächsführung.
3.	Patient kann sich über die meisten Alltagsprobleme mit keiner oder geringer Unterstützung unterhalten. Gelegentlich kommt es zu Schwierigkeiten oder Scheitern der Kommunikation.
4.	Noch bemerkbare Defizite von Flüssigkeit und Verständnis, ohne dass dadurch die Kommunikation eingeschränkt wird.
5.	Allenfalls noch diskrete Einschränkungen.

Tab. 5.5: Activity Index nach Hamrin und Wohlin (1982), Motor Activity und Ambulation

Activity Index nach Hamrin und Wohlin	Punkte
Rechter Arm:	
Normale oder nahezu normale Aktivität	4
Aktivität mit funktionalem Wert	3
Aktivität ohne funktionalen Wert	2
Keine Aktivität	1
Rechte Hand:	
Normale oder nahezu normale Aktivität, isolierte Greif- und Fingerbewegungen	4
Einfaches Greifen	3
Aktivität ohne funktionalen Wert	2
Keine Aktivität	1
Rechtes Bein:	
Normale oder nahezu normale Aktivität	4
Aktivität mit funktionalem Wert	3
Aktivität ohne funktionalen Wer	2
Keine Aktivität	1
Linker Arm:	
Normale oder nahezu normale Aktivität	4
Aktivität mit funktionalem Wert	3
Aktivität ohne funktionalen Wer	2
Keine Aktivität	1
Linke Hand:	
Normale oder nahezu normale Aktivität, isolierte Greif- und Fingerbewegungen	4
Einfaches Greifen	3
Aktivität ohne funktionalen Wert	2
Keine Aktivität	1
Linkes Bein:	
Normale oder nahezu normale Aktivität	4
Aktivität mit funktionalem Wert	3
Aktivität ohne funktionalen Wert	2
Keine Aktivität	1

Tab. 5.5: Activity Index nach Hamrin und Wohlin (1982), Motor Activity und Ambulation – Fortsetzung

Activity Index nach Hamrin und Wohlin	Punkte
Gangfunktion:	
Kann ohne Hilfe gehen	6
Kann mit Hilfsmittel (Stock, Rollator) selbstständig gehen	5
Kann mit personeller Hilfe gehen oder sich im Rollstuhl selbstständig fortbewegen	4
Ist rollstuhlgebunden und benötigt Hilfe bei der Fortbewegung, kann mit Unterstützung stehen	3
An Rollstuhl gebunden, kann auch mit Unterstützung nicht stehen	2
Ans Bett gebunden	1

Bei schwerer aphasischen Patienten ist bei der Verständnisprüfung am Krankenbett die Aufforderung zum Augenschluss von besonderer Bedeutung, da diese Handlung deutlich weniger von Apraxie betroffen ist als z. B. das Herausstrecken der Zunge.

Typische Komplikationen der Phase B, die jedoch auch in Phase C vorkommen können, sind Liquorabflussstörungen (Empfehlung: CT-Kontrolle 6 Wochen nach schweren Traumata sowie bei ausbleibender Besserung), Krampfanfälle (generalisiert, komplex-fokal – mit Bewusstseinsstörung, einfach-fokal – ohne Bewusstseinsstörung) und bei Hemikraniektomierten (Entfernung eines großen Teils der Schädeldecke einer oder auch beider Seiten zur Hirndruckentlastung) das Sinking-Skin-Flap-Syndrom (Schorl und Roehrer 2008). Der eingesunkene Trepanationsdefekt kann zu schweren Störungen von Aufmerksamkeitsfunktionen, Antrieb und psychomotorischer Geschwindigkeit führen. Nach Knochendeckelreimplantation kommt es bei bis zu 25 % der Betroffenen zu deutlichen Verbesserungen dieser kognitiven Funktionen und zu relevanten Fortschritten in der Rehabilitation.

Hauptziel der Phase B ist die Herstellung einer ausreichenden Kooperationsfähigkeit und Belastbarkeit, um eine weiterführende Rehabilitation zu ermöglichen. Weitere Ziele können Weaning und Dekanülierung sein, um die Versorgung des Patienten in einer Pflegeeinrichtung oder zu Hause zu erleichtern. In manchen Fällen, vor allem bei entsprechender Patientenverfügung, ist nach Ablauf einer Zeitspanne, nach der das Ausmaß der bleibenden funktionellen Schädigung und vorhandener Ressourcen zur Kompensation abgeschätzt werden kann (die BAR-Empfehlung nennt hier 8 Wochen), die Einleitung einer Behandlungsbegrenzung bzw. Palliativbehandlung eine Option des weiteren Vorgehens.

Die therapeutischen Inhalte der Phase B sind gekennzeichnet durch die mangelnde Kooperationsfähigkeit des Patienten und deren Wiederherstellung. Dabei kommt der therapeutischen Pflege eine dominierende Rolle zu, u. a. deshalb, weil die Pflege dem Patienten 24 Stunden am Tag an 7 Tagen der Woche zukommen muss. Derzeit gibt es keine allgemein anerkannte pflegewissenschaftliche Theorie der therapeutischen Pflege in der neurologischen Frührehabilitation. Um einheitliche Dokumentations- und Prüfverfahren zu ermöglichen, wurden mit dem Medizinischen Dienst der Krankenversicherung abgestimmte Kataloge therapeutischer Pflege entwickelt (z. B. Himaj et al. 2011). Dabei werden durch Einbindung des Patienten in pflegerische Handlungen Selbsthilfefähigkeiten, aber auch Aufmerksamkeitsfunktionen und Orientierung aktiviert und stabilisiert und Verhaltensstörungen beeinflusst (Lautenschläger et al. 2013). Ein besonderes Problem kann fehlende Krankheitseinsicht darstellen (McGlynn und Schacter 1989), die ein ständiges empathisches Konfrontieren mit den bestehenden Defiziten erfordert. Auch hier kommt der Pflege mit ihrer ständigen Präsenz eine herausragende Bedeutung zu.

Weitere in der Frührehabilitation beteiligte Berufsgruppen sind Physiotherapie, Ergotherapie, Logopädie, Neuropsychologie und Heil- oder Rehabilitationspädagogik. Je nach Schwere der Bewusstseins-, Wahrnehmungs-, Handlungs- und Kooperationsstörungen wendet die Ergotherapie in der Frührehabilitation Techniken der multisensorischen Stimulation, des elementaren Dialogaufbaus und, z. B. bei Neglect, des gezielten Wahrnehmungstrainings an. Wichtige »Therapiebausteine« sind Realitätswahrnehmung, Störungswissen und emotionale Bewältigung (Lautenschläger et al. 2013). Verschiedene pädagogische Berufsgruppen arbeiten unter einem holistischen Therapieansatz an Verhaltens-, Aufmerksamkeits-, Wahrnehmungs-, Gedächtnis- und Orientierungsstörungen, Weglauftendenzen, Krankheitsuneinsichtigkeit, unkooperativem Verhalten und dem Beharren auf irrationalen Zielvorstellungen (ebd.).

Hier ergeben sich Überschneidungen mit dem Arbeitsgebiet der Neuropsychologie in der Frührehabilitation. Behandlungsschwerpunkte der Neuropsychologie sind Diagnostik und Therapieplanung bei im Vordergrund stehenden Störungen von Gedächtnisfunktionen und Desorientiertheit, Verhaltensstörungen sowie die Beratung und psychotherapeutische Betreuung von Angehörigen (ebd.).

Schwerpunkte der Logopädie in der Frührehabilitation sind die Diagnostik und Behandlung von Schluckstörungen (Bullerdiek 2013). Dysarthrien sind bei SHT-Patienten sehr häufig, schwere Aphasien und Sprechapraxie im Vergleich zu Schlaganfallpatienten eher selten. Letztere kommen vor allem bei Patienten mit ausgedehnten linkshirnigen Blutungen vor. Nicht selten sind Kombinationen mit nichtlinguistischen Symptomen wie Mutismus, Perseverationen und »language of confusion«. Bei der Letztgenannten handelt es sich um eine neurogene Kommunikationsstörung aufgrund nichtsprachlicher kognitiver Beeinträchtigungen mit flüssigen, grammatikalisch korrekten Produktionen, die jedoch unzusammenhängend und inhaltlich kaum nachvollziehbar und durch »pragmatische Paraphasien«, Intrusionen kontextfremden Materials, gekennzeichnet sind (Kaiser et al. 2013).

Zu den Behandlungsansätzen des ergotherapeutischen ATL-Trainings (ATL = Aktivitäten des täglichen Lebens) und der Physiotherapie in der Frührehabilitation wird auf Platz (2013) verwiesen.

Neben der antiepileptischen und antispastischen Behandlung werden eine Reihe anderer Medikamente in der Frührehabilitation zur Symptomkontrolle eingesetzt:

- Amantadin, Methylphenidat, Donepezil und L-Dopa zur Verbesserung von Aufmerksamkeitsfunktionen (Warden et al. 2006),
- Methylphenidat und CDP-Cholin (umstritten) bei Gedächtnisstörungen (ebd.), außerdem Rivastigmin (Silver et al. 2006),
- trizyklische Antidepressiva und Sertralin bei posttraumatischer Depression (Warden et al. 2006),
- Olanzapin bei psychotischen Symptomen (ebd.),
- Betablocker bei Aggressivität, außerdem optional bei schwacher Evidenz Methylphenidat, Serotonin-Wiederaufnahmehemmer, Valproat, Lithium und Buspiron (ebd.),
- Zolpidem soll bei schweren Bewusstseinsstörungen (Koma, Wachkoma, Zustand minimalen Bewusstseins) in Einzelfällen eine Bewusstseinsaufhellung bewirkt haben (Ciurleo et al. 2013).

Zu berücksichtigen ist, dass insbesondere Phenytoin und Neuroleptika die Lern- und Gedächtnisleistung beeinträchtigen und Baclofen (ein häufig verwendetes antispastisches Medikament), Amantadin und Methylphenidat die Krampfneigung erhöhen. Auch Clonidin (ein Antihypertensivum) und Benzodiazepine wirken sich negativ auf den Rehabilitationserfolg aus (Lombardi 2008).

5.2 Phase C der neurologischen Frührehabilitation

Im Regelfall schließt sich an die Behandlung in der Phase B die Weiterführung in der Phase C an. Die Eingangskriterien der Phase C (BAR 1995) stellen auch die Kriterien für den Abschluss der Phase B dar:

- Die Patienten sind überwiegend bewusstseinsklar, kommen einfachen Aufforderungen nach, ihre Handlungsfähigkeit reicht aus, um an mehreren Therapiemaßnahmen täglich von je 30 Minuten Dauer aktiv mitzuwirken.
- Sie sind kommunikations- und interaktionsfähig.
- Sie sind teilmobilisiert (z. B. längere Zeit kontinuierlich zwei bis vier Stunden im (Aktiv-)Rollstuhl verbringend).
- Für alltägliche Verrichtungen sind sie weitgehend auf pflegerische Hilfe angewiesen.
- Sie bedürfen keiner intensivmedizinischen Überwachung und Therapie mehr. (Ergänzung aus heutiger Sicht: keine zeitweise geblockte Trachealkanüle und keine unvorhersehbare Absaugpflichtigkeit.)

- Sie sind nicht mehr beatmungspflichtig.
- Bestehende Begleiterkrankungen (z. B. kardiopulmonal, Wunden) dürfen eine Mobilisierung nicht verhindern.
- Keine konkrete Selbst- und Fremdgefährdung (z. B. durch Weglauftendenz oder aggressive Durchbrüche) und keine schweren Störungen des Sozialverhaltens.
- Kleingruppenfähigkeit (3 bis 5 Patienten) muss vorliegen und darf nicht durch schwere Verhaltensstörungen gefährdet werden.

Vor allem die letzteren beiden Kriterien sind bei Patienten nach SHT häufig kritisch. Ihr Vorliegen und ihre Auswirkungen sind »MDK-fest« zu dokumentieren, um späteren Auseinandersetzungen über die Phasenzuordnung zuvorzukommen. Barthel-Index und Pflegeintensität sind nach BAR-Kriterien für die Phasenzuordnung nicht maßgeblich.

Behandlungsziele der Phase C sind u. a. die Wiederherstellung der Selbstständigkeit in den Aktivitäten des täglichen Lebens (ATL), die Klärung des ehabilitationspotenzials und der Langzeitprognose, die Festlegung eines Langzeit-Therapieplans und die Planung und Einleitung der weiteren Versorgung (BAR 1995). In der Regel wird von einer achtwöchigen Beobachtungsphase zur Klärung des Rehabilitationsbedarfs ausgegangen; die Phase C solle abgebrochen werden, wenn über mindestens 8 Wochen kein funktioneller Zugewinn feststellbar sei. Bei Kindern können wesentlich längere Zeiträume als 8 Wochen erforderlich sein (ebd.).

In der Phase C werden noch kurativmedizinische Leistungen erbracht wie die definitive Diagnosestellung und therapeutische Versorgung der Grund- und Begleitkrankheiten, die Einleitung sekundärprophylaktischer Maßnahmen und die engmaschige Überwachung des Krankheitsverlaufs. Rehabilitative Inhalte der Phase C sind:

- Funktionsdiagnostik auf den Ebenen der Impairments, Disabilities und Handicaps (heute ICF-bezogene Diagnostik),
- rehabilitationsspezifische Verlaufsdiagnostik (z. B. neurologisches Rehabilitationsassessment zur Klärung der Erwerbsprognose im 6-Monats-Zeitraum und damit Eintritt der Rentenversicherung in die Leistungspflicht (BAR 1998),
- Aktivierende Rehabilitationspflege und gezielte funktionelle Behandlung zur Verhinderung von Sekundärschäden, sensorischer und motorischer Funktionsdefizite sowie von koordinativen und autonomen Störungen; Kau-, Schluck und Esstraining, Sprechtraining, Sprachtherapie und Selbstständigkeitstraining in den Bereichen Antrieb, Affekt, Orientierung, Aufmerksamkeit, Gedächtnis, Kommunikation etc. bis hin zur vollen Handlungsfähigkeit,
- weitere Förderung der Mobilität,
- Verordnung und Anpassung von Hilfsmitteln,
- Unterstützung bei der Krankheitsverarbeitung,
- Beratung, Anleitung und Betreuung von Angehörigen,

- Klärung der Notwendigkeit und Einleitung von weiterführenden Rehabilitationsleistungen auf der Basis einer Rehabilitationsprognose,
- Ggf. Erstellung einer ersten Rehabilitationsprognose bezüglich der Leistungsfähigkeit im Erwerbsleben (BAR 1995).

Die Therapiedichte ist auch in der Phase C hoch. Die BAR geht von einer täglichen ärztlichen Visite, einem rehabilitationsbezogenen Therapieaufwand etwa wie in Phase B, überwiegender Einzeltherapie und Rehabilitationspflege im Umfang von 4 bis 5 Stunden täglich unter Einbeziehung von allgemeiner und spezieller Pflege aus (ebd.).

Die Phase C ist eine Antragsleistung der Kostenträger und unterliegt den gesetzlichen Rahmenbedingungen für die Rehabilitation. Nach BAR (1998) soll die erste Kostenzusage bei neurologischen Patienten der Phase C mindestens 4 Wochen betragen.

> »Grundlage für die Festlegung der Rehabilitationsziele und die Abschätzung der Rehabilitationsfähigkeit sowie des ehabilitationspotenzials ist ein umfassendes neurologisches Reha-Assessment eines in der neurologischen Rehabilitation erfahrenen Facharztes für Neurologie und Psychiatrie (Zusatzbezeichnung Rehabilitationswesen bzw. Sozialmedizin), das zu Beginn der Rehabilitationsmaßnahme durchgeführt wird. In Anbetracht der Komplexität der Funktionsstörungen nach einer Hirnschädigung (z. B. Sprachstörungen, Gedächtnisstörungen, motorische u. sensorische Störungen) benötigt man für dieses Assessment bis zu 10 Kalendertage. Ein erforderlicher Verlängerungsantrag über die erste Kostenzusage von 4 Wochen hinaus kann daher nicht vor Abschluss der zweiten Behandlungswoche gestellt und begründet werden.« (BAR 1998, S. 19).

> »Das neurologische Reha-Assessment enthält je nach Objektbereich der Untersuchung (z. B. Motorik, Sprache, Affekt, Persönlichkeit) nicht-standardisierte und standardisierte Verfahren, die qualitativ beschreibende, quantitativ objektivierende sowie verhaltensbeobachtende intersubjektiv definierte (z. B. in Form von Beobachtungsskalen) Anteile einschließen. (…) Wegen der Bedeutung des sozialen und beruflichen Umfelds für das Leistungsvermögen sind Informationen zur sozialen und beruflichen Situation des Patienten besonders wichtig.« (ebd., S. 29).

Neben klinischen und apparativen Befunden stützt sich das Assessment auf quantitative psycho- und physiometrische Untersuchungen. Das Assessment soll in den ersten Behandlungstagen, falls erforderlich im Verlauf (bei Verlängerungsanträgen) sowie am Ende einer Rehabilitationsmaßnahme durchgeführt werden. Für die Kostenträger ist es eine wichtige Grundlage für die Zuordnung der Leistungspflicht zu Renten- oder Krankenversicherung. Es muss offenbleiben, in welchem Umfang diese Empfehlungen zum Reha-Assessment umgesetzt werden. Bei positiver Erwerbsprognose (im Zeitraum von 6 Monaten) übernimmt bei Patienten im erwerbsfähigen Alter, die leistungsberechtigt sind, die Rentenversicherung die Behandlungskosten bereits in Phase C. Die Validität des neurologischen Rehabilitationsassessments in seiner in der Praxis angewendeten Form ist für Schlaganfallpatienten belegt (Frank et al. 2006).

Behandlungsziele und damit Ausgangskriterien der Phase C sind nach BAR (1995):

- Selbstständigkeit bei den Aktivitäten des täglichen Lebens, insbesondere in Bereichen der Selbstversorgung, wie Waschen, Anziehen, Toilettenbenutzung, Essen und Mobilität (ggf. im Rollstuhl),
- spezielle Pflegeaufgaben können noch erforderlich sein,
- alltags- und berufsrelevante mentale Störungen (insbesondere kognitive Defizite) stehen oft noch im Vordergrund,
- durchgängige Kooperationsfähigkeit und -bereitschaft, Handlungs- und Leistungsfähigkeit.

Die Behandlung solle je nach Verlauf und weiteren Behandlungserfordernissen in Phase D, E (berufliche Wiedereingliederung) oder F (Langzeitbetreuung) weitergeführt werden. Auch Intervallbehandlung erneut in Phase C oder D nach Aufenthalt zu Hause kommt in Betracht (BAR 1995). Letzterer Ansatz kommt bei Patienten nach SHT mit verminderter Störungseinsicht häufig zur Anwendung, um bei fehlender Motivation zur weiteren Rehabilitation die Wahrnehmung noch bestehender Defizite zu schärfen.

5.3   Phase D der neurologischen Rehabilitation

Der Übergang aus der Phase C nach D erfolgt in der Regel bei Erreichen eines Barthel-Index von 75 (Barthel-Index ▶ Tab. 5.1). Die Patienten sind in den wesentlichen Alltagsaktivitäten selbstständig und bedürfen nur noch punktuell pflegerischer Unterstützung. Bei Patienten nach SHT stehen oft Störungen von Aufmerksamkeits-, Gedächtnis und Exekutivfunktionen im Vordergrund, die vom Barthel-Index nicht oder nur unzureichend erfasst werden. In diesen Fällen kann mit entsprechender Begründung ein Verbleiben in der Phase C beantragt werden.

Für die Phase D hat die Bundesarbeitsgemeinschaft für Rehabilitation keine Rahmenempfehlungen publiziert, jedoch für die ambulante neurologische Rehabilitation, die der Phase D (Leitsatz »ambulant vor stationär« der Sozialgesetzgebung) zuzuordnen ist (BAR 2005). Der (leitende) klinische Psychologe im Rehabilitationsteam soll folgendes Profil erfüllen:

- Diplom als Psychologe und
- ggf. Anerkennung als klinischer Neuropsychologe durch die Fachgesellschaften und
- ggf. psychotherapeutische Zusatzqualifikation und
- Zusatzqualifikation in Entspannungstechniken (z.B. Autogenes Training, Progressive Muskelentspannung nach Jacobson) und
- Erfahrung in der Leitung von Gruppen und
- mind. 2 Jahre vollzeitige Berufserfahrung als Psychologe in einer Rehabilitationseinrichtung (ebd., S. 26).

Da in der Rehabilitation von Patienten nach SHT, gerade auch bei Wiederholungsmaßnahmen, Störungen von Aufmerksamkeits-, Gedächtnis- und Exekutivfunktionen sowie Persönlichkeitsveränderungen im Vordergrund stehen, kommt der Neuropsychologie bei dieser Patientengruppe besondere Bedeutung zu.

Ziele der Rehabilitation sind:

- Beseitigung oder Verminderung der Schädigungen (auf körperlicher, geistiger und psychischer Ebene),
- Wiederherstellung oder Verbesserung der beeinträchtigten Fähigkeiten (Ebenen der Aktivitäten),
- Kompensation (Ersatzstrategien),
- Adaptation,
- Krankheitsverarbeitung (ebd., S. 42).

Bezogen auf Aktivitäten sind Ziele: die Abwendung, Beseitigung, Minderung, Verhütung der Verschlimmerung oder Milderung der Folgen einer Zunahme der Beeinträchtigungen der Aktivitäten insbesondere in folgenden Bereichen:

- Selbstorganisation
- Selbstversorgung
- Allgemeine Aufgaben und Anforderungen
- Mobilität
- Haushaltsführung
- in der Kommunikation
- im Verhalten (ebd., S. 43).

Bezogen auf die Teilhabe kommen noch folgende Ziele hinzu:

- Beschäftigung (z. B. Verbesserung oder Wiedererlangung der Fähigkeit, einer üblichen Beschäftigung, Erwerbstätigkeit oder Freizeitaktivität nachzugehen),
- soziale Integration/Reintegration (z. B. Verbesserung oder Normalisierung des sozialen Verhaltens mit Beseitigung von Vereinsamung),
- Ökonomische Eigenständigkeit (zur Sicherung des Lebensunterhalts) (ebd., S. 43–44).

Für Schlaganfallpatienten hat die Deutsche Rentenversicherung Reha-Therapiestandards der Phase D vorgelegt (DRV 2012).

Typische Komplikationen von Phase-D-Patienten nach SHT sind einfach oder komplex fokale sowie meist sekundär generalisierte Anfälle und bei initial schwereren Traumata mit intrazerebralen und intraventrikulären Blutungen, Liquorabflussstörungen, die sich in ausbleibender Besserung, zunehmender Verlangsamung und Aufmerksamkeitsstörungen äußern. Bei der Diagnostik zu Aufmerksamkeits-, Gedächtnis- und Exekutivfunktionen im Verlauf sind Effekte der Medikation (Antiepileptika, seltener Neuroleptika) zu berücksichtigen.

5.4 Phase E der neurologischen Rehabilitation

Während die Phase D eine medizinische Rehabilitationsmaßnahme darstellt, umfasst die Phase E Leistungen und Hilfen zur nachhaltigen Sicherung des Erfolgs der medizinischen Rehabilitation. Schwerpunkt ist die Sicherung der Teilhabe am Arbeitsleben bzw. bei Kindern und Jugendlichen an Erziehung und Bildung. Auch hierzu hat die BAR Empfehlungen vorgelegt (BAR 2014). Sie orientieren sich am ICF und an der UN-Behindertenrechtskonvention.

Folgende Leistungen und Maßnahmen der Phase E kommen je nach individueller Bedarfslage in Betracht:

- Fortführung einzelner funktioneller Behandlungselemente, soweit notwendig und im aktuellen Teilhabeplan festgelegt, einzeln oder in Gruppen,
- Training zur Belastungserprobung (auch Arbeitserprobung) und zur Belastungssteigerung, auch zur Vermeidung von Über- und Fehlbelastung,
- Anpassung von Hilfsmitteln für den beruflichen oder gemeinschaftlichen Teilhabebereich,
- Therapien zur Förderung der Störungswahrnehmung und der Krankheitsbewältigung, der Selbstregulation und Selbstverantwortung, einzeln oder in Gruppen,
- Beratung, organisatorische Hilfe und Coaching der Wiedereingliederung in das Arbeitsleben und/oder das Leben in der Gemeinschaft,
- Beratung und Schulung von Familienangehörigen und Personen aus dem beruflichen/schulischen Umfeld im Einvernehmen mit den Rehabilitandinnen und Rehabilitanden,
- Vermittlung und Koordination von externen Diensten,
- Unterstützung in der Wohn- und Lebensraumanpassung (gegliederte Wohnformen),
- Integrationsfördernde Leistungen bezüglich des allgemeinen Arbeitsmarktes,
- Koordination, Erprobung und Überleitung in Maßnahmen der Werkstatt für Menschen mit Behinderung,
- Inklusionsfördernde Leistungen hinsichtlich der Erziehung in Kindertageseinrichtungen und der Beschulung von Kindern und Jugendlichen sowie jungen Erwachsenen im allgemeinen Schulsystem,
- Förderung von Maßnahmen zur nachhaltigen und langfristigen Sicherung der Teilhabe,
- Sozialberatung,
- Beratung, Vorbereitung und Überleitung in die ambulante Nachsorge und gegebenenfalls notwendige spezifisch Teilhabeangebote sowie
- Kontextbezogene Interventionen inklusive gegebenenfalls Interventionen zur Modifikation (BAR 2014, S. 31–32).

Es bleibt abzuwarten, wie die genannten Leistungen der Phase E sozialrechtlich den Kostenträgern zugeordnet werden.

6 Neuropsychologische Diagnostik

Die moderne neuropsychologische Diagnostik verfolgt nicht mehr nur wie in den Anfangszeiten der Disziplin die Feststellung einer Hirnschädigung oder die Beschreibung und Quantifizierung von Defiziten. Sie dient vielmehr der Identifikation und Beschreibung der kognitiven, emotionalen, motivationalen und behavioralen Folgen einer Schädigung oder Dysfunktion des Gehirns (Rüsseler et al. 2009) und deren Würdigung im Gesamtkontext der Persönlichkeit und der Anforderungen des Umfelds. Die Einführung der International Classification of Functioning, Disability and Health (ICF) lenkt unsere Aufmerksamkeit besonders in späteren Stadien der Rehabilitation über die Analyse von Störungen von Körperfunktionen hinaus auf Beeinträchtigungen von Aktivitäten und Partizipation durch die erlittene Schädigung.

Diagnostische Ziele sind:

- Erfassung und Beschreibung der aktuell vorliegenden Störungen zum Zweck der Behandlungsplanung
- Klassifikation der Störungen im Rahmen international etablierter Klassifikationssysteme (z. B. DSM-5 oder ICD-10), etwa zur Verbesserung der Diagnosesicherheit oder zum Nachweis einer Therapieindikation
- Verlaufskontrolle und extrapolierende Prognose
- Unterstützung bei sozialrechtlichen Entscheidungen
- Überprüfung kriteriumsbezogener Schwellenwerte für spezielle Anforderungen
- Evaluation therapeutischer Maßnahmen.

Die erforderlichen und möglichen diagnostischen Maßnahmen nach Schädel-Hirn-Trauma im neuropsychologischen Bereich richten sich in erster Linie nach der Frische der Verletzung in Interaktion mit dem aktuellen Beeinträchtigungsgrad; hier erscheint es sinnvoll, sich am Phasenmodell der Bundesarbeitsgemeinschaft für Rehabilitation BAR (1995) zu orientieren. Die BAR unterscheidet Phasen unterschiedlicher Intensität (intensiv-)medizinischer Behandlung und unterschiedlichen Pflegeaufwands. Dieses Stufenkonzept begründet einen Anspruch auf den frühestmöglichen Übergang von der Akutbehandlung in die Rehabilitation und sollte bestehende Versorgungslücken schließen helfen. Das Konzept unterscheidet folgende Phasen (siehe auch Kapitel 5):

- Akutbehandlungsphase (Phase A)
- Behandlungs-/Rehabilitationsphase, in der noch intensivmedizinische Behandlungsmöglichkeiten vorgehalten werden müssen (Phase B)

- Behandlungs-/Rehabilitationsphase, in der die Patienten bereits in der Therapie mitarbeiten können, sie aber noch kurativmedizinisch und mit hohem pflegerischen Aufwand betreut werden müssen (Phase C)
- Rehabilitationsphase nach Abschluss der Frühmobilisation (Phase D)
- Behandlungs- und Rehabilitationsphase nach Abschluss einer intensiven medizinischen Rehabilitation – nachgehende Rehabilitationsleistungen und berufliche Rehabilitation (Phase E)
- Behandlungs-/Rehabilitationsphase, in der dauerhafte unterstützende, betreuende und/oder zustandserhaltende Leistungen erforderlich sind (Phase F).

Im Verlauf dieser Phasen sind sowohl die diagnostischen Zielsetzungen als auch das verwendbare Methodenrepertoire wegen motorischer und/oder kognitiver Beeinträchtigungen Veränderungen unterworfen. Die Auswahl der Testverfahren hängt von der Rehaphase bzw. dem kognitiven Ausgangsniveau des jeweiligen Patienten, den therapeutischen Zielen und dem Untersuchungszweck ab.

6.1 Weichenstellungen – Phasen A und B

Neuropsychologische Diagnostik bei Menschen mit Schädel-Hirn-Trauma im Akutkrankenhaus verfolgt in erster Linie den Zweck, Rehabilitationspfade zu bahnen. Angesichts der immer noch nicht hundertprozentig aussagefähigen Bildgebung in Bezug auf die Frage, ob eine Hirnschädigung entstanden ist, die geeignet ist, die psychosoziale Funktionsfähigkeit des Verletzten zu beeinträchtigen, muss die neuropsychologische Diagnostik zudem auch im 21. Jahrhundert noch Indizien für das Vorliegen einer solchen Schädigung beisteuern.

Ziel der neuropsychologischen Diagnostik im Akutkrankenhaus (Phase A gemäß BAR) ist es, zu Richtungsentscheidungen beizutragen (Roschmann et al. 2006), Indikationen dafür zu schaffen, welche Bereiche noch zu untersuchen sind, und Pfade rehabilitativen Handelns vorzuzeichnen. Dazu müssen in erster Linie Screeningverfahren herangezogen werden, da in dieser Phase eine psychometrische Testung kaum valide durchführbar ist. Daher ist die Quantifizierung von Abweichungen in dieser Phase oft sekundär und durch vorliegende Mehrfachbehinderungen vielleicht auch gar nicht präzise möglich.

So müssen die diagnostischen Verfahren so ausgewählt werden, dass sie vor dem Hintergrund der motorischen Fähigkeiten einerseits und der kognitiven Basisfunktionen (v. a. Aufmerksamkeitsfunktionen) andererseits überhaupt praktisch durchführbar sind. Klassische Paper-Pencil-Verfahren, womöglich noch unter Zeitdruck, sind als Bedside-Tests in diesen Phasen eher ungeeignet; auch manche apparativ gestützten Verfahren sind beim liegenden Patienten nicht verlässlich durchführbar. Bei Beeinträchtigungen der dominanten Hand scheiden tempoorientierte Verfahren, die motorische Aktivität jenseits eines einfachen

Tastendrucks erfordern, im Grunde als valide Messinstrumente aus. Lässt die basale Aufmerksamkeit nur wenige Minuten Belastung zu, bleiben Lern- und Gedächtnisuntersuchungen mit mehreren Wiederholungsdurchgängen mit hoher Wahrscheinlichkeit ohne verwertbares Ergebnis; auch eine Gesichtsfeldmessung dürfte unter solchen Vorzeichen kaum brauchbare Resultate erzielen. Ist die tonische Wachheit (Alertness) in einem Maße herabgesetzt, dass die Detektion von Reizen im gesamten Wahrnehmungsfeld mehr erratischer Natur ist, macht eine Untersuchung der Symmetrie im Sinne einer Neglectdiagnostik möglicherweise nur begrenzt Sinn. Die Aufmerksamkeitsteilungs-Kapazität ist häufig in einem Maße beeinträchtigt, dass die notwendige Teilung der Aufmerksamkeit zwischen Bildschirm (= Reizquelle) und Taste (= Reaktionsinstrument) nicht gelingt. Auch einfache Aufmerksamkeitsintensitäts-Untersuchungen sind bei solchen Patienten in der Regel sinnlos.

Vor diesem Hintergrund ist es oft sinnvoller, Beobachtungsdaten während der Durchführung geeigneter Aufgaben (die durchaus bestehenden Testverfahren entnommen werden können) für eine Hypothesenbildung heranzuziehen. Sich auf Screening zu beschränken, kann auch vor der Versuchung bewahren, Angehörigen zu einem frühen Zeitpunkt exakte Entwicklungsprognosen zu eröffnen, da keinerlei valide Prädiktoren für solche Aussagen bestehen. Ein spezifisch für diese Phase entwickeltes Instrument stellt das Burgauer Bedside-Screening dar, das auf die Gegebenheiten bettlägeriger Patienten besonders zugeschnitten ist und das sich zu diesem Zweck auch in zeitlich sehr kurze Einheiten untergliedern lässt und auf zeitkritische Messungen generell verzichtet (Peschke 2004).

Bei der Auswahl und Interpretation von Screening-Instrumenten sind naturgemäß all diejenigen Verfahren mit großer Vorsicht zu behandeln, die primär Demenz zu messen intendieren. Die Folgen von demenziellen Entwicklungen unterscheiden sich zu deutlich von Schädel-Hirn-Traumafolgen. Das heißt: entsprechende Items können durchaus zur Hypothesenbildung beitragen, das dahinterstehende statistische Modell nicht. Was eingesetzt werden kann, ist u. a. von den Rahmenbedingungen wie dem verfügbaren Zeitaufwand abhängig. Der MOCA (Montreal Cognitive Assessment; Nasreddine 2003) hat den Vorteil, dass er in einer Vielzahl von Sprachen vorliegt, was die Untersuchung frisch verletzter Migranten deutlich erleichtern kann, und ist kostenfrei im Internet erhältlich (▶ Abb. 6.1).

Nicht kostenfrei, aber zu Screeningzwecken gerade unter Bedside-Bedingungen mit Einschränkungen ebenfalls geeignet, ist der Syndrom-Kurztest nach Erzigkeit (2007). Eigentlich als Demenz-Diagnostikum konzipiert und mit einer fragwürdigen (Eindimensionalität unterstellenden) theoretischen Konstruktion versehen, bietet er trotzdem gut handhabbare Items auch bei motorischen Problemen und eine Aufgabensammlung, die auch ohne die vorgegebene psychometrische Auswertung die Möglichkeit zur standardisierten Verhaltensbeobachtung und damit wertvolle Hinweise liefern kann, in welche Richtung diagnostisch weitergesucht werden muss (Tempo, freies Erinnern vs. Erinnern mit Abrufhilfen, Neglect, Interferenzanfälligkeit).

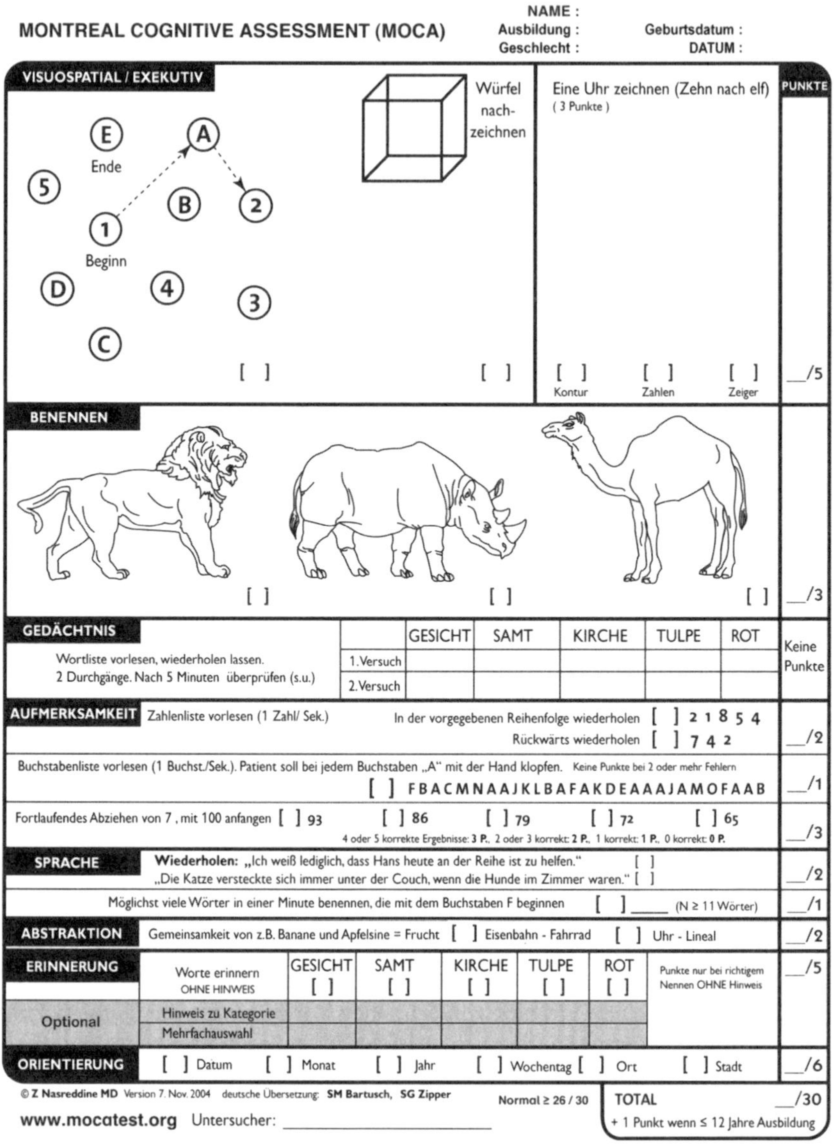

MONTREAL COGNITIVE ASSESSMENT (MOCA)

NAME :
Ausbildung : Geburtsdatum :
Geschlecht : DATUM :

	PUNKTE
VISUOSPATIAL / EXEKUTIV (E) Ende, (A), (5), (B), (2), (1) Beginn, (D), (4), (3), (C) [ ] — Würfel nachzeichnen [ ] — Eine Uhr zeichnen (Zehn nach elf) (3 Punkte) [ ] Kontur [ ] Zahlen [ ] Zeiger	__/5
BENENNEN [ ] [ ] [ ]	__/3

GEDÄCHTNIS

Wortliste vorlesen, wiederholen lassen.
2 Durchgänge. Nach 5 Minuten überprüfen (s.u.)

	GESICHT	SAMT	KIRCHE	TULPE	ROT	Keine Punkte
1.Versuch						
2.Versuch						

	PUNKTE
AUFMERKSAMKEIT Zahlenliste vorlesen (1 Zahl/ Sek.) In der vorgegebenen Reihenfolge wiederholen [ ] 2 1 8 5 4 / Rückwärts wiederholen [ ] 7 4 2	__/2
Buchstabenliste vorlesen (1 Buchst./Sek.). Patient soll bei jedem Buchstaben „A" mit der Hand klopfen. Keine Punkte bei 2 oder mehr Fehlern [ ] FBACMNAAJKLBAFAKDEAAAJAMOFAAB	__/1
Fortlaufendes Abziehen von 7 , mit 100 anfangen [ ] 93 [ ] 86 [ ] 79 [ ] 72 [ ] 65 — 4 oder 5 korrekte Ergebnisse: 3 P., 2 oder 3 korrekt: 2 P., 1 korrekt: 1 P., 0 korrekt: 0 P.	__/3
SPRACHE Wiederholen: „Ich weiß lediglich, dass Hans heute an der Reihe ist zu helfen." [ ] / „Die Katze versteckte sich immer unter der Couch, wenn die Hunde im Zimmer waren." [ ]	__/2
Möglichst viele Wörter in einer Minute benennen, die mit dem Buchstaben F beginnen [ ] ____ (N ≥ 11 Wörter)	__/1
ABSTRAKTION Gemeinsamkeit von z.B. Banane und Apfelsine = Frucht [ ] Eisenbahn - Fahrrad [ ] Uhr - Lineal	__/2

ERINNERUNG	Worte erinnern OHNE HINWEIS	GESICHT [ ]	SAMT [ ]	KIRCHE [ ]	TULPE [ ]	ROT [ ]	Punkte nur bei richtigem Nennen OHNE Hinweis	__/5
Optional	Hinweis zu Kategorie							
	Mehrfachauswahl							

	PUNKTE
ORIENTIERUNG [ ] Datum [ ] Monat [ ] Jahr [ ] Wochentag [ ] Ort [ ] Stadt	__/6

© Z Nasreddine MD Version 7. Nov. 2004 deutsche Übersetzung: SM Bartusch, SG Zipper
www.mocatest.org Untersucher: ____________
Normal ≥ 26 / 30 TOTAL __/30
+ 1 Punkt wenn ≤ 12 Jahre Ausbildung

Abb. 6.1: MOCA in deutscher Sprache (übersetzt nach Nasreddine 2003. Copyright Z. Nasreddine, MD. Abdruck mit freundlicher Genehmigung. Verfügbar unter www.mocatest.org.)

Die apparative Bedside-Diagnostik kann in naher Zukunft durch den vermehrten Einsatz von Tablet-PCs bei Entwicklung geeigneter Verfahren deutlich an Präzision und Aussagekraft gewinnen. Denkbare Vorteile liegen hier in guter Handhabbarkeit auch im Liegen und weitgehend frei gestaltbaren Eingabemodalitäten.

Ein den aktuellen Potenzialen des Patienten angepasstes Screening kann erste Vorhersagen über erforderliche diagnostische und therapeutische Schritte ermöglichen und hilft dadurch einer den Ressourcen angemessenen Rehabilitationsplanung. Darüber hinaus können punktuelle Wiederholungsmessungen Verlaufsinformationen liefern, die ihrerseits Eingang in die Schätzung der Rehabilitationsprognose finden. Nach einem Schädel-Hirn-Trauma ist es in diesem Stadium sinnvoll, sich (soweit erhebbar) auf Aufmerksamkeitsmaße und exekutive Leistungen zu konzentrieren. Das Gesagte gilt nicht nur für die Phase A, sondern in wachsendem Maße auch für die Phase B, zumindest was die Einsetzbarkeit psychometrischer Diagnostik anbelangt. Seit Teile der Akutbehandlung in die Rehabilitation verlagert wurden (durchaus zum Nutzen der Patienten, da die Behandlungsmöglichkeiten in der Phase B denen von Akuthäusern überlegen sind), muss häufig auch in der Rehaklinik mit ähnlichen Einschränkungen gerechnet werden.

Da die Einteilung der Reha-Phasen der BAR an Kompetenzen des allgemeinen täglichen Lebens mit hoher motorischer Priorität orientiert ist, erlauben diese keine gute Orientierung für die Auswahl der diagnostischen Möglichkeiten. Selbst in der Phase B können Patienten kognitiv durchaus wach und belastbar sein, so dass allenfalls ihre motorischen Behinderungen die Verfahrensauswahl einengen, unter deren Berücksichtigung aber durchaus auch eine standardisierte Testung möglich ist.

6.2 Leistungsmessung im Rehabilitationsverlauf und Kontextfaktoren – Phasen C und D

Gemäß einer Forderung der Bundesarbeitsgemeinschaft für Rehabilitation (BAR 2005) ist spätestens in dieser Phase die Diagnostik am biopsychosozialen Modell der ICF auszurichten. Die damit verbundene Empfehlung, nicht nur auf der Ebene von Funktionsstörungen, sondern auch auf der Ebene von Aktivitätsbeeinträchtigungen und Partizipationsproblemen zu diagnostizieren (vgl. Rüsseler et al. 2009), ist zweifellos ein Fortschritt gegenüber einer auf bloße Defizitmessung zur Funktionswiederherstellung gerichteten Sichtweise, aber in der postakuten Rehabilitation faktisch schwer zu erfüllen. Reale Beeinträchtigungen auf der Ebene der Aktivitäten hat der Patient, der zwischen Trauma und Rehabilitation bisher nur das Akutkrankenhaus erlebt hat, bislang nur in den Belangen verzeichnen können, die mit seiner aktuellen vorwiegend physischen Verfassung zu tun haben. Zu unterschiedlich ist gerade im Bereich kognitiver Anforderungen die Erfahrungswelt im Krankenhaus gegenüber dem gewohnten Lebensraum. Auch Bezugspersonen, die den Patienten lange kennen, fehlt die Erfahrung über potenzielle Aktivitätseinschränkungen über diejenigen Dinge hinaus, die mit dem stationären Behandlungsbedarf assoziiert werden und die bei Entlassung (hoffentlich) überwunden sind. Das gilt natürlich noch viel mehr für Probleme auf der Ebene der Partizipation, über die zu diesem Zeitpunkt eigentlich nur spekuliert werden kann.

Infolge dessen werden Angaben über Potenziale von Aktivitäten und Teilhabe zunächst kaum vom Betroffenen selbst gewonnen werden können, auch nicht von Angehörigen; am ehesten noch von Behandlern, deren professionelles Wissen Folgen auf diesen Ebenen antizipieren kann. Eine Ausnahme auf der Ebene der Aktivitäten bilden Skalen wie der Barthel-Index, die aktuell bestehende Aktivitätsdefizite abbilden können, jedoch in erster Linie auf der Ebene von Aktivitäten des täglichen Lebens, weniger bezogen auf kognitive Handlungskompetenzen.

Vor diesem Hintergrund verändern die Anforderungen der ICF in der postakuten neuropsychologischen Diagnostik hauptsächlich die Perspektive, unter der diagnostiziert wird. Der Fokus bleibt zwar zunächst auf der Defizitmessung (Funktionsstörung), wobei von Anfang an darauf zu achten ist, welche alltäglichen Auswirkungen auf Alltagskompetenz und Integration voraussichtlich damit verbunden sein werden.

In späteren Zeitabschnitten, etwa im Rahmen eines Wiederholungs-Heilverfahrens, stellt sich die Situation verändert dar. Der Betroffene hatte zwischenzeitlich Gelegenheit, sein Kompetenzspektrum selbst zu erleben, und auch die Angehörigen verfügen über entsprechende Erfahrungen. Veränderungen in den sozialen Bezügen sind ebenfalls bereits eingetreten.

Beschränken wir uns zunächst jedoch auf die Ebene der Funktionsdiagnostik. Sobald die motorischen und sensorischen Beeinträchtigungen einen Status erreicht haben, in dem die Fähigkeiten gegeben sind, Aufgaben mit Papier und Bleistift ohne relevante Beeinträchtigungen zu bearbeiten, selektiv Tasten zu bedienen oder visuelle Inhalte zuverlässig wahrzunehmen, steht das vollständige Spektrum der neuropsychologischen Diagnostik zur Verfügung.

Es ist bei Patienten mit Schädel-Hirn-Trauma sinnvoll, sich diagnostisch auf die Bereiche Aufmerksamkeit und Exekutivfunktionen zu konzentrieren, da in diesen Feldern am ehesten mit Verletzungsfolgen zu rechnen ist. In zweiter Linie bieten sich aus denselben Gründen Untersuchungen spezieller Gedächtnisfunktionen (Arbeitsgedächtnis, freier Abruf vs. cued recall) an, ebenso Gesichtsfelduntersuchungen bei passender Verletzungslokalisation. Auch wenn Störungen in anderen kognitiven Bereichen (visuell-räumliche Leistungen, sprachlich-rechnerische Leistungen) nach Schädel-Hirn-Trauma seltener auftreten, sollten entsprechende Funktionsstörungen zumindest durch Screenings ausgeschlossen werden.

6.2.1 Aufmerksamkeit

Leclercq und Azouvi (2002) stufen Störungen der Aufmerksamkeit als eines der herausragenden Probleme nach Schädel-Hirn-Trauma ein. Die AWMF-Leitlinie zur Diagnostik und Therapie von Aufmerksamkeitsstörungen (Sturm et al. 2011) sieht mindestens je ein Verfahren zur Aufmerksamkeitsintensität und zur Selektivität vor; bei rechts parietalen Schädigungen soll zudem die räumliche

Aufmerksamkeitsausrichtung erfasst werden. Hierbei handelt es sich wirklich um ein Minimum an diagnostischer Breite.

Die Messung der Aufmerksamkeitsleistungen erfolgt sinnvollerweise computergestützt; Vorteile sind die hohe Präzision der Zeitmessung, die im Vergleich mit Paper-Pencil-Verfahren einfachen motorischen Reaktionen, die diese Verfahren erfordern (was nicht gleichzusetzen ist mit vernachlässigbaren motorischen Anforderungen!), sowie ihre hohe Durchführungsobjektivität. Gängigstes Verfahren für Aufmerksamkeitsmessungen zumindest im deutschen Sprachraum ist die Testbatterie zur Aufmerksamkeitsprüfung TAP nach Zimmermann und Fimm (2012), deren Wurzeln bis in die achtziger Jahre des vorigen Jahrhunderts zurückreichen und die in ihrer Verbreitung zumindest im neuropsychologischen Bereich die bis dahin dominierenden Aufgaben des Wiener Testsystems (Wiener Reaktionsgerät, Wiener Determinationsgerät; Schuhfried 1978) weit überflügelt hat. Die lange Tradition der TAP ist zugleich ihr größtes Handicap; die Konzeption der Subtests hat in einigen Punkten mit der modernen Aufmerksamkeitsforschung nicht Schritt gehalten (z. B. Konzept der intrinsischen Alertness). In der Fachwelt häufig kritisierte Merkmale (z. B. hoher Gedächtnisanteil bei Go-/No-go-2 oder Prüfung der Aufmerksamkeitsteilung ausschließlich anhand unterschiedlicher Sinneskanäle, Inflexibilität gegenüber Sinnesdefekten wie Hörstörungen) wurden nie durch Modifikationen aufgegriffen, wohl um den bestehenden Pool an Normierungsdaten nicht anzutasten.

Alternativverfahren zur TAP wurden verschiedentlich konzipiert, etwa die WAF (Häusler und Sturm 2009), die in das Wiener Testsystem integriert ist, interessante Alternativen bei Behinderungen von Sinnesorganen bietet und durch die Variabilität der Stimulation auch Einwände gegen die Gleichsetzung von Aufmerksamkeitsteilung zwischen sinnesgleichen und sinnesunterschiedlichen Aufgaben entkräftet. Gauggel und Böcker (2004) entwickelten Mitte des letzten Jahrzehnts den Aufmerksamkeits-Netzwerk-Test ANT, der jedoch bis dato nicht über ein experimentelles Stadium hinausgekommen ist. International ist noch der Test of Everyday Attention von Robertson et al. (1994) als Paper-Pencil-Alternative zu nennen. Das Wiener Testsystem bietet den Vorteil eines riesigen, über Jahrzehnte gewachsenen Pools an Normdaten für verschiedenste Subgruppen und im Falle des Reaktionsgeräts eine ansonsten fehlende Möglichkeit der Herausrechnung motorischer Reaktionszeitanteile. Allerdings sind die theoretischen Grundlagen wenig kompatibel mit modernen Aufmerksamkeitskonzepten.

Für eine weiterführende Untersuchung bieten Paper-Pencil-Verfahren eine wichtige Ergänzung. Komplexere schriftliche Aufmerksamkeitsprüfungen mit Anforderungen an Selektivität, z. B. Zahlenrevisionstest (Marschner 1972), Test d2-Revision Aufmerksamkeits- und Konzentrationstest (Brickenkamp 1981), oder auch an Arbeitsgedächtniseinsatz (KLT, Düker et al. 2001) sind durchaus sinnvoll bei entsprechenden Fragestellungen. Vorteile können in der freieren Tempowahl liegen, aber auch in der höheren Varianz der Response-Anforderungen (siehe auch Anmerkungen zum LPS im intellektuellen Bereich). Sinnvoll sind diese Verfahren aber nur in Kombination mit computergestützten Methoden.

Entbehrlich sind möglicherweise Verfahren wie Zahlenverbindungstest oder Trail-Making-Test (TMT), die im heutigen Vergleich in erster Linie den Vorteil eines geringen Investitionsvolumens an technischem Equipment und Arbeitszeit des Untersuchers haben, aber in ihrer Aussagekraft mit modernen Verfahren nicht mithalten können. Überdies ist hier die Theoriebasierung besonders fragwürdig; der TMT beispielsweise hat im Laufe seiner jahrzehntelangen Geschichte schon umfangreiche Veränderungen seiner klinischen Bedeutungszuschreibung durchgemacht.

Eine testdiagnostische Überprüfung der Aufmerksamkeitsfunktionen sollte bei Menschen mit Schädel-Hirn-Trauma mindestens folgende Bereiche erfassen:

- Aufmerksamkeitsintensität durch Alertness-Messung (intrinsisch und durch externe Stimulation beeinflusst)
- Aufmerksamkeits-Selektivität anhand von GoNogo-Paradigmen
- Inhibitionskontrolle
- Aufmerksamkeitsteilung
- Aufmerksamkeitsflexibilität

Je nach Lokalisation der Verletzung sind Störungen der Aufmerksamkeitsintensität (mit entsprechenden Auswirkungen auf die Daueraufmerksamkeit) oder aber Schwächen in der Selektivität zu erwarten.

Neglectsymptome sind nach Schädel-Hirn-Traumen vergleichsweise seltener als nach rechtshemisphärischen Schlaganfällen, kommen aber durchaus vor. Die Diagnostik des Neglects kann mit Hilfe des Neglect-Tests (Fels und Geissner 1996) erfolgen, wobei hinzugefügt werden muss, dass dieser Test diskretere Ausprägungen eher nicht erfasst. Hier sind Aufgaben wie etwa das visuelle Scanning aus der TAP hilfreicher, aber durchaus auch Paper-Pencil-Aufgaben unter Zeitdruck. Einer der Autoren dieses Buchs (Kulke) hat wiederholt bei der Durchführung des Revisionstests (Marschner 1972) die Beobachtung machen können, dass Patienten mit Restneglect unter dem hohen Zeitdruck der Aufgabe beim Zeilenwechsel zum Auslassen der ersten Items neigen. Umstritten ist die diagnostische Eignung der Neglect-Variante des Subtests Gesichtsfeldprüfung aus der TAP; hier handele es sich, so klinisch erfahrene Kritiker, am ehesten um eine Gesichtsfeldprüfung unter Bedingungen geringen Kontrasts.

Grundsätzlich ist anzumerken, dass der Neglect zu den Störungsbildern gehört, zu deren Erfassung die klinische Beobachtung wertvolle Zusatzinformationen liefert und bei dessen Diagnose es sich anbietet, Abweichungen von der symmetrischen Reizdetektion zum Kriterium zu nehmen, weniger populationsbezogene Daten, wie sie etwa Fels und Geissner (1997) anbieten. Ergänzend können zumindest in späteren Stadien Fragebögen eingesetzt werden, die auch Informationen auf Aktivitäts- oder Partizipationsebene enthalten, etwa der Fragebogen erlebter Aufmerksamkeitsdefizite FEDA (Zimmermann et al. 1991) oder auch die Skala zur Erfassung von Aufmerksamkeitsdefiziten (SEA, Gauggel et al. 2015) zur Selbst- und Fremdbeurteilung. Interessant ist auch der Aufmerksamkeits-Kompensations-Fragebogen (AKO) (Niemann et al. 2011). Die Fragebögen können über das Internet abgerufen werden (www.psychometri¬kon.de).

6.2.2 Exekutivfunktionen

Diagnostische Verfahren zur Erfassung exekutiver Dysfunktionen existieren in großer Zahl, konzentrieren sich aber in aller Regel auf Teilaspekte von Exekutivfunktionen wie etwa Konzeptbildung, Inhibitionskontrolle oder Arbeitsgedächtnis. Nur wenige Testbatterien wie etwa das Behavioural Assessment of the Dysexecutive Syndrome BADS (Wilson et al. 1998) erheben den Anspruch, das Gesamtbild einer exekutiven Störung zu erfassen.

Es ist wie bereits erwähnt nicht Aufgabe dieses Buches, die komplette Bandbreite diagnostischer Verfahren zu beschreiben (hierzu sei auf das Testkompendium von Schellig et al. 2009 sowie spezifisch hinsichtlich Störungen der Exekutivfunktionen auf Müller 2013 verwiesen). Da es sich hier jedoch um ein Störungsfeld handelt, das für die Beurteilung von Schädel-Hirn-Trauma-Folgen eine zentrale Bedeutung hat, empfiehlt sich in jedem Fall eine breite, das Gesamtbild exekutiver Funktionsstörungen abdeckende Verfahrensauswahl. Hervorzuheben ist, dass es *den einen Test* auf exekutive Dysfunktionen nicht gibt und dass Patienten durchaus in vielen Tests unauffällig abschneiden können, um dann in einem einzelnen Test aufzufallen (häufig ist dies der Wisconsin Card Sorting Test, WCST). Darüber hinaus sollte die Beurteilung nach Möglichkeit sowohl durch die Verhaltensbeobachtung auch außerhalb der Testsituation als auch durch eine Fremdeinschätzung des Verhaltens ergänzt werden. Die AWMF-Leitlinie zur Diagnostik und Therapie von exekutiven Dysfunktionen (Müller et al. 2014) empfiehlt als Minimum die Abklärung folgender Leistungen durch je ein Diagnostikum:

- Arbeitsgedächtnis
- Monitoring
- kognitive Flüssigkeit und Flexibilität
- planerisches und problemlösendes Denken

Ein guter Einstieg in die Diagnostik exekutiver Störungen ist mit dem Turm von London nach Shallice (Tucha und Lange 2004) möglich. Diese Aufgabe bietet den Vorteil, mehrere potenzielle Auffälligkeiten im Verhalten (Regelverletzungen, Perseverationen, Lernen aus Fehlern, Impulskontrolle) gleichzeitig abzubilden und so zur hypothesengeleiteten Fortführung der Diagnostik beizutragen. Für den erfahrenen Diagnostiker genügen häufig schon Verhaltensbeobachtung oder fremdanamnestische Angaben zur Indikationsstellung für umfassendere Untersuchungen.

Impulskontrolle lässt sich mit dem Stroop-Test (Farb-Wort-Interferenztest FWIT, Bäumler 1985) messen, Konzeptbildung kann mit dem Wisconsin Card

Sorting Test (WCST, Heaton et al. 1993) überprüft werden, wobei dieser in einer Vielzahl von Durchführungsanweisungen existiert, von denen einige erhebliche Anforderungen an die Multitasking-Fähigkeit des Untersuchers stellen. Daher sind computergestützt durchführbare Varianten zu empfehlen (z. B. die Psychology-Experiment-Building-Language-/PEBL-basierte Variante (Berg's Card Sorting Test).

Eine Ergänzung zur Diagnostik im Bereich Monitoring/Perspektivenwechsel bietet der Faux Pas Recognition Test von Stone et al. (1998), in dem es darum geht, in kurzen Textsequenzen beschriebene soziale Situationen daraufhin zu beurteilen, ob eine Regelverletzung vorlag, worin sie bestand, wer sie beging und wie eine bessere Verhaltensalternative ausgesehen hätte.

Die entscheidenden Eindrücke aus den Planungsaufgaben erhält der Neuropsychologe über Beobachtungsdaten, begangene Fehler, übersehene Rahmenbedingungen, kurzschlüssige Lösungsansätze, die Art des Herangehens. Diese Eindrücke sind gleichzeitig wertvolle Hinweise für notwendige therapeutische Ansätze.

Eine gute Planungsaufgabe sollte versteckte, nicht explizit angesprochene Teilaufgaben oder Reihenfolgen (z. B. Geld holen vor Einkauf) beinhalten, außerdem unbedingt zusätzliche irrelevante Informationen, die der Proband ignorieren muss. Eindeutige perfekte Lösungen sind eher ein Nachteil, der Alltag läuft auch nicht so perfekt ab. Die Aufgabenstellung sollte daher so gewählt werden, dass manche Vorgaben nicht erfüllbar sind. Einige wenige neuere Verfahren (z. B. Organisation und Planung eines Ausflugs, O-P-A, Menzel-Begemann, 2011) erfüllen diese Vorgabe vorbildlich. Das Angebot tabellarischer Lösungsschemata bei Planungsaufgaben ist eher ungünstig, da sie einen relevanten Teil der Lösungsleistung vorwegnimmt – schließlich ist die Konzeption eines solchen Schemas Teil der Anforderung an die Exekutive.

Wer auf populationsbezogene Daten besteht, kann den WAIS-IV-Subtest Bilderordnen (Petermann 2012) oder aber den Bürotest nach Marschner (1981) heranziehen, muss aber bei letzterem berücksichtigen, dass die Normdaten (und die Items) veraltet sind und daher insbesondere für eine jüngere Klientel nur bedingt gelten.

Der Wahrnehmung der eigenen Störung bei Patienten nach SHT ist besonderes diagnostisches Augenmerk zu widmen, da hier nicht nur psychoreaktiv bedingte Mechanismen (Denial), sondern auch hirnorganisch verursachte Defekte (Anosognosie/Unawareness) erwartet werden können (▶ Kap. 8).

Fragebogen zur Erfassung der Störungswahrnehmung liegen unter anderen in Form der Marburger Kompetenzskala MKS oder des Fragebogens zu Teilhabe an Gemeinschaftsleben, Freizeit und sozialen Kontakten und Beziehungen (FAT, Töns 2009) vor. Beide Verfahren sehen eine zwischen Betroffenen und Bezugspersonen getrennte Einschätzung vor; die Unterschiede zwischen Selbst- und Fremdeinschätzung können als Indiz für Art und Ausmaß der fehlenden Einsicht dienen.

Defizite in der Störungswahrnehmung wirken sich naturgemäß auch auf der Ebene der Krankheitsverarbeitung aus; eine in weiten Bereichen geleugnete oder aber nicht wahrgenommene Beeinträchtigung bedarf schließlich keiner Verarbeitung (▶ Abb. 6.2).

6.2 Leistungsmessung im Rehabilitationsverlauf und Kontextfaktoren – Phasen C und D

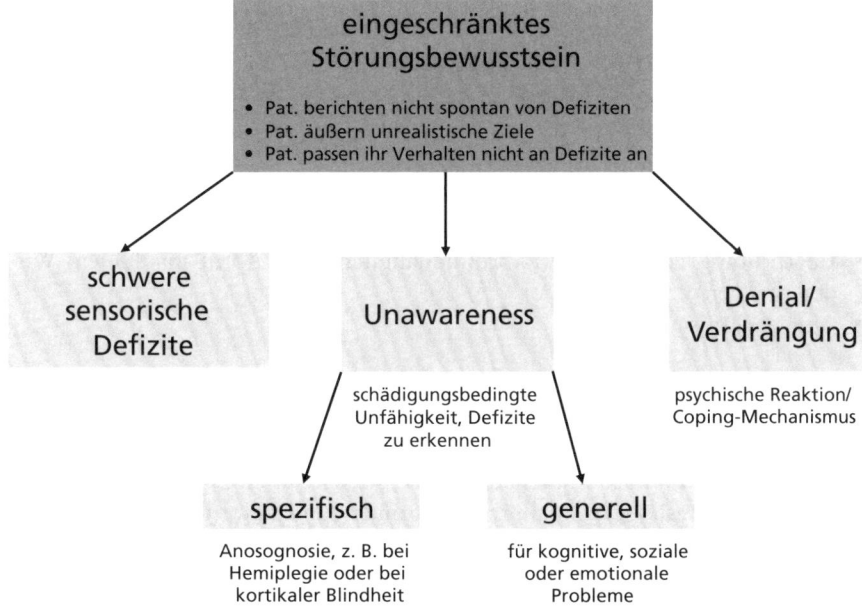

Abb. 6.2: Einschränkungen des Störungsbewusstseins verschiedener Ursachen

Verhaltensauffälligkeiten nach Schädelhirnverletzung sind sehr häufig zu beobachten und resultieren zum größten Teil aus exekutiven Defiziten (etwa Störungen der Impulskontrolle oder mangelnden Fähigkeiten zum Perspektivenwechsel). Ihre diagnostische Erfassung ist besonders bei milderen Ausprägungen oft nur über längere Beobachtungszeiträume mit wechselnden sozialen Situationen möglich. Unterstützend können hier geeignete Fragebogen-Instrumente eingesetzt werden, vorzugsweise solche, die die Erfassung von Diskrepanzen zwischen Selbsteinschätzung und Fremdbeurteilung (etwa durch Familie oder Therapiepersonal) ermöglichen. Messinstrumente sind der Fragebogen Dysexecutive Questionnaire DEX aus der BADS (Wilson et al. 1998) oder die bereits erwähnte Neurobehavioral Rating Scale (Levin et al. 1987; ▶ Abb. 4.2).

6.2.3 Gedächtnis

Wie oben bereits erwähnt, ist für die Untersuchung der Gedächtnisleistung der Einsatz von Screeningverfahren unzureichend.

Eine leitliniengerechte Messung von Gedächtnisstörungen nach Schädel-Hirn-Trauma sollte, der einschlägigen AWMF-Leitlinie (Thöne-Otto et al. 2012) folgend, mindestens folgende Teilbereiche umfassen:

- Orientierung
- Merkspanne, verbal/numerisch und visuell

- Arbeitsgedächtnis (je nach Indikation in unterschiedlichen Komplexitätsstufen), verbal/numerisch und visuell
- verbale Lernfähigkeit durch Wiederholungen einschließlich Erfassung von Interferenzeffekten und Langzeitstabilität
- Erfassung und Speicherung von Textinformationen unter verschiedenen Bedingungen, auditive Vorgabe (fremdbestimmtes Lerntempo) und visuelle Vorgabe (selbstbestimmtes Lerntempo)
- verzögerte Wiedergabe gelernten Materials
- Überprüfung verschiedener Abrufmodalitäten (frei, Abruf mit Hilfen, Wiedererkennen)
- Altgedächtnis

Für diese Messbereiche stehen zahlreiche Verfahren zur Verfügung. Allerdings verlangt die Auswahl einiges an Expertise bezüglich der Referenzpopulationen einzelner Verfahren. Manche Gedächtnistests, etwa der LGT3 nach Bäumler (1974) oder der Berliner Amnesietest (BAT, Metzler et al. 2010) sind an ausgesprochen leistungsfähigen Stichproben normiert und bewerten Gedächtnisleistungen somit bedeutend strenger als andere.

Die Spannenmaße sind in den Wechsler-Batterien (z. B. Wechsler Adult Intelligence Scale WAIS-IV, Petermann 2012) berücksichtigt, im WAIS auch eine Arbeitsgedächtnisprüfung höheren Komplexitätsniveaus (Buchstaben-Zahlen-Folge BZF). Eine verbesserte Fassung des Zahlennachsprechens rückwärts stellt der Digit-Ordering-Test DOT (Werheid et al. 2002) dar. Für komplexere Arbeitsgedächtnisfunktionen bietet sich der Subtest Arbeitsgedächtnis aus der TAP an, außerdem die Paced Auditory Serial Task (PASAT, Gronwall, 1977). Die verbale Lernfähigkeit kann mit einer der Wortlisten-Lernaufgaben entsprechend dem California Verbal Learning Test (CVLT, Niemann et al. 2008) geprüft werden. Die Speicherung von Textinformationen lässt sich mit dem visuellen und verbalen Merkfähigkeitstest VVM (visuelle Vorgabe) oder der WMS-IV (auditive Vorgabe, Wechsler et al. 2012) überprüfen.

Die diagnostische Beurteilung des Altgedächtnisses stützt sich auf zwei verschiedene Vorgehensweisen. Ein Ansatz ist autobiografisch orientiert und arbeitet mit lebensgeschichtlichen Interviews (z. B. Kopelman et al. 1990), ein anderer Ansatz fragt zeitgeschichtliches Wissen ab (z. B. Leplow et al. 1993). Dabei ist zu berücksichtigen, dass das Wissen über Zeitgeschichte sehr von dem prätraumatischen Interesse an solchen Themen abhängt und das Material schnell veraltet. Insbesondere vor dem Hintergrund, dass amnestische Lücken von Patienten nach Schädel-Hirn-Trauma gehäuft das letzte Jahr vor der Verletzung betreffen, schlagen Thöne-Otto und Markowitsch (2004) vor, für eine qualitative Einschätzung das Instrument von Leplow et al. im Einzelfall mit aktuellem Material aufzufrischen.

Auch für andere Gedächtnisqualitäten existieren vielfältige diagnostische Optionen, deren Aufzählung den Rahmen dieses Buches sprengen würde. Einen Überblick geben Thöne-Otto und Markowitsch (2004) sowie Schellig et al. (2009).

Für Schädelhirnverletzte von besonderer Bedeutung sind außer Defiziten beim Arbeitsgedächtnis deutliche Diskrepanzen zwischen freiem Abruf und Wiedererkennensleistung, die auf exekutive Probleme zurückgehen. Störungen in den Spannenmaßen sind deutlich häufiger als Schwächen im Lernen durch Wiederholung.

Thöne-Otto et al. (2012) empfehlen in der genannten Leitlinie zu diagnostischen Indikationen:

- bei neurologischen Erkrankungen mit Läsionen im Bereich der gedächtnisrelevanten Hirnstrukturen (medialer Temporallappen, mediales Dienzephalon, basales Vorderhirn) immer eine differenzierte Gedächtnisdiagnostik durchzuführen, ganz gleich, ob der Patient einschlägige Probleme berichtet oder nicht,
- bei geklagten Gedächtnisstörungen im Alltag immer, d. h. unabhängig davon, ob eine neurologische Schädigung erkennbar ist, eine differenzierte neuropsychologische Untersuchung vorzunehmen.

6.2.4 Gesichtsfeldeinschränkungen

Mit der Überprüfung von Gesichtsfeldausfällen betritt der Neuropsychologe ein Grenzgebiet zur Ophtalmologie/Orthoptik, das häufig nur unzureichend beachtet wird. Zur Untersuchung von Gesichtsfeldausfällen, wie sie nach Läsionen im visuellen Cortex auftreten können (durch direkten Aufprall am Hinterkopf oder durch Contrecoup-Effekte nach frontaler Verletzung) im Rahmen der neuropsychologischen Diagnostik ist ein ausreichend präzises Instrumentarium erforderlich. Am sinnvollsten ist die einäugige Untersuchung am Perimeter, die allerdings nachhaltige Kooperation des Probanden erfordert. Die Gesichtsfeldprüfung im Rahmen psychometrischer Tests wie z. B. der TAP kann hingegen nur orientierenden Charakter haben, da je nach Abstand zwischen Bildschirm und Untersuchtem nur ein enger Winkel erfasst wird und dies mit großflächigen und animierten Reizen.

6.2.5 Visuell-räumliche Verarbeitungsprozesse

Nach Verletzungen im temporo-parietalen Bereich der nichtdominanten Hirnhemisphäre finden sich häufig Störungen höherer visuell-räumlicher Verarbeitungsprozesse, meistens eher im Bereich räumlich-perzeptiver und konstruktiver Leistungen, seltener in der Objekterkennung im Sinne einer visuellen Agnosie (Verlust bekannter Schemata). Wenn die Objekterkennung beeinträchtigt ist, dann meist aufgrund gestörter Transformationsprozesse (Größentransformation, mentale Rotation).

Standardisierte Testverfahren für visuell-räumliche Prozesse finden sich in mehreren Testbatterien, zum Beispiel im LPS (Horn 1983) in den Subtests 7 bis 10, in denen jeweils verschiedene Aspekte gemessen werden. Die aktualisierte

Fassung LPS-2 von Kreuzpointner et al. (2013) bietet einen Teil dieser Subtests ebenfalls an (LPS 8 fehlt); der LPS-2 leidet jedoch für die Verwendung bei Erwachsenen unter einer ausgesprochen jungen Normierungsstichprobe (»Die Zahl der erwachsenen Nichtschüler ist leider etwas gering«, Zitat aus dem Testmanual), in Konsequenz liegt eine einzige Normentabelle für über 19-jährige Probanden vor. Der LPS-2 ist somit eher als Nachfolger für das Prüfsystem für Schul- und Bildungsberatung PSB (Horn et al. 2003) zu verstehen.

Trotz ausgezeichneter Gütekriterien der LPS-Varianten kann nicht empfohlen werden, sich zur Beurteilung dieser Funktionen ausschließlich auf dieses Verfahren zu stützen. Der implizit vorgegebene Zeitdruck verfälscht das Bild bei kognitiver Verlangsamung, bei knappen Zeitvorgaben (LPS 7 bzw. LPS-2 6) droht bei bestehender Einschränkung der kognitiven Flexibilität zu viel Bearbeitungszeit für das Aufgabenverständnis verloren zu gehen, dadurch kann das eigentliche Leistungspotenzial eher unterschätzt werden.

Von Nachteil ist auch die einheitliche Response-Modalität, die einem Multiple-Choice-Paradigma entspricht, leicht auszuwerten, aber leider ohne Informationen über die Gründe für eine (Fehl-)Entscheidung und ohne Beobachtungsdaten für den Ablauf von Lösungsversuchen. Mindestens ergänzend sind daher Verfahren wie der Mosaiktest aus dem WAIS-IV (Petermann 2012) empfehlenswert, der zwar ebenfalls mit Zeitgrenzen arbeitet, jedoch innerhalb dieser Grenzen eine Verhaltensbeobachtung zulässt. Darüber hinaus besteht immer noch die Möglichkeit, den Patienten unter Verzicht auf Normwerte über die Zeitgrenzen hinaus weiter arbeiten zu lassen, um weitere Beobachtungsdaten zu gewinnen. Die klinische Erfahrung zeigt, dass Schädelhirnverletzte mit deutlichen visuellräumlichen Störungen etwa beim Testitem mit einer diagonalen Schraffur (unterschiedliche Aufgabennummern je nach Wechsler-Generation; ▶ Abb. 6.3) auch bei einer Verdoppelung oder Verdreifachung der Durchführungszeit nicht zu brauchbaren Ergebnissen kommen, so dass die diagnostische Trennschärfe nicht leidet, aber bis dahin wertvolle Beobachtungsdaten entstehen, die wiederum für die Therapiekonzeption hilfreich sein können. Ebenso geeignet ist die Visual Object and Space Perception Battery VOSP (Warrington und James, 2007) sowie die Birmingham Object Recognition Battery BORB (Riddoch und Humphreys 1993), die auch in den AWMF-Leitlinien zur Raumkognition empfohlen wird.

Testaufgaben ohne jeglichen Zeitdruck auf diesem Gebiet bieten die Progressiven Matrizen nach Raven (Horn 2009), die jedoch wenig Theoriebasierung besitzen und zumindest in ihren schwierigeren Bereichen hohe Arbeitsgedächtnisanteile haben.

Für genuine Störungen der Objekterkennung finden sich wenig standardisierte Verfahren, geeignet sind die entsprechenden Subtests aus den oben erwähnten Testbatterien VOSP und BORB sowie ggf. der Fragmentierte Bildertest von Kessler et al. (1993) oder (ähnlich aufgebaut) der LPS-Subtest LPS 11 (Horn 1983).

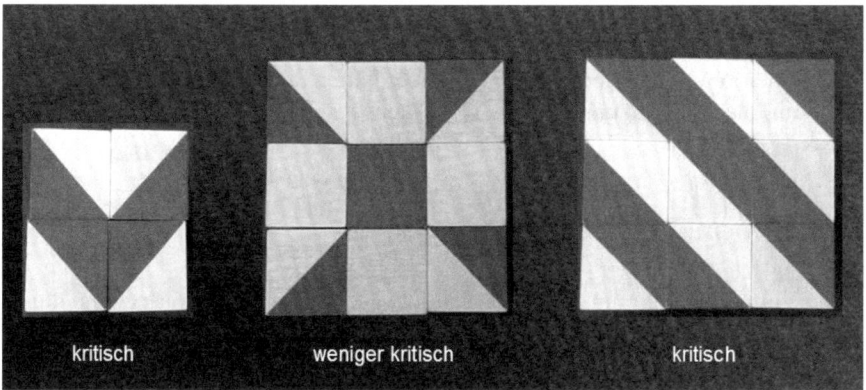

Abb. 6.3: Sensitivität verschiedener Muster aus dem Wechsler-Mosaiktest für visuell-konstruktive Störungen (Mosaik-Würfel aus Petermann 2012)

6.2.6 Sprache und Rechnen

Die diagnostische Erfassung von Sprache und Rechnen gehört selten zur Routine neuropsychologischer Untersuchungen, sie wird zumindest in Rehabilitationskliniken in der Regel den Sprachtherapeuten überlassen. Im Falle des Rechnens ist diese Aufgabenteilung besonders problematisch, da die Dyskalkulieprüfung auch in der Logopädie nicht zum diagnostischen Standard gehört. Der Neuropsychologie stehen zur Messung verschiedener Aspekte des Rechnens eine Reihe von Testverfahren zur Verfügung, etwa der Zahlenverarbeitungs- und Rechentest (ZRT, Karbe et al. 2002a), der Test zum kognitiven Schätzen (TKS, Karbe et al. 2002b) oder (als Screening-Batterie) das Aiblinger Akalkulie-Screening (AAS, Keller und Maser 2004). Stärker linguistisch orientiert und dadurch eher zur Erfassung von Transkodierungsproblemen geeignet ist der EC301 (Deloche und Seron 1989).

Veränderungen in Sprache und Kommunikation nach einem Schädel-Hirn-Trauma sind häufig nicht dem aphasischen Formenkreis zuzuordnen; sie werden daher als »nicht-aphasische Kommunikationsstörungen« oder »kognitive Dysphasie« (Heidler 2007), bezeichnet und sind vor allem Ausdruck exekutiver Dysfunktionen (siehe etwa Glindemann und von Cramon 1995; McDonald et al. 1999; Ferstl und Guthke 1998; Ferstl et al. 2002; Jentzsch et al. 2009 oder Coelho et al. 2012). Daher ist für deren Diagnostik neben der Logopädie auch die Neuropsychologie gefordert. Hierbei geht es weniger um konkrete Benenn- oder Verständnisprobleme, sondern um sprachliche Verarbeitung auf höherem Niveau (sprachliche Abstraktion, Analogiebildung) oder um Wortflüssigkeit. Schwächen in der Wortflüssigkeit (messbar z. B. mit dem Regensburger Wortflüssigkeitstest RWT nach Aschenbrenner et al. 2001) oder im präzisen sprachlichen Ausdruck sind nach Schädel-Hirn-Traumen nicht selten.

Ein kritischer Blick des Neuropsychologen auf diagnostische Ergebnisse der Sprachtherapie im Bereich Aphasie empfiehlt sich auch aufgrund der spezifischen Störungsausprägung, die mit den gewohnten Klassifikationsschemata von Aphasien, die von vaskulären Ursachen geprägt sind, keineswegs übereinstimmen muss. Verletzte Hirnregionen halten sich schließlich gemeinhin nicht an die Abgrenzungen von Versorgungsgebieten der Hirnarterien (vgl. Poeck 1983).

6.2.7 Krankheitsverarbeitung

Erste Voraussetzung für die Verarbeitung einer Schädelhirnverletzung durch den Patienten ist naturgemäß, dass dieser deren Folgen überhaupt selbst wahrnimmt. Wie in Kapitel 8.1 näher ausgeführt wird, gelingt es vor allem nach Verletzung des Frontalhirns den Betroffenen oft nicht oder nur sehr eingeschränkt, verletzungsbedingte Veränderungen zu registrieren (Anosognosie). Der Bedarf, etwas zu verarbeiten, ist dementsprechend gering, stattdessen stehen häufig Unzufriedenheiten mit dem Klinikaufenthalt und seinen Einschränkungen für die persönliche Entfaltung im Vordergrund.

Bei einer weniger starken Ausprägung dieser Störung spricht man von einer Anosodiaphorie. Die Betroffenen können Veränderungen erkennen, unterschätzen aber deren Bedeutung für die Anforderungen in Beruf und Alltag. Die Reaktionsmuster sind oft ähnlich wie bei Anosognosie, die stationäre Behandlung wird als übertrieben eingeschätzt, zu Hause werde sich schon alles geben.

In dieser Prognose zeigt sich eine Schnittmenge zwischen diesen Defiziten in der selbstkritischen Wahrnehmung und einer Verleugnung der Verletzungsfolgen, die als Schutzreaktion des Patienten vor einer Realitätswahrnehmung, die als extrem bedrohlich erlebt wird, zu verstehen ist. Hier liegt tatsächlich ein Krankheitsverarbeitungs-Muster vor, das kurzfristig durchaus funktional sein kann, mittelfristig jedoch durch therapeutische Interventionen behutsam verändert werden muss (▶ Kap. 8.1).

Die Verarbeitung eines Schädel-Hirn-Traumas unterliegt prinzipiell denselben Gesetzmäßigkeiten wie die Verarbeitung einer schweren Erkrankung oder einer Lebenskrise, ergänzt durch typische Besonderheiten. Für deren Erfassung spielen Fragebogenverfahren die Hauptrolle, siehe etwa den Essener Fragebogen zur Krankheitsverarbeitung (EFK, Franke et al. 2000), der Freiburger Fragebogen zur Krankheitsverarbeitung (FKV, Muthny 1989) oder die Trierer Skalen zur Krankheitsbewältigung (TKS, Klauer und Filipp 1993). Gemeinsam ist allen genannten Verfahren, dass eine Normierung für Patienten mit Schädel-Hirn-Trauma fehlt; in ihrer Entwicklung standen somatische Erkrankungen im Vordergrund, was sich auch auf die Itemselektion auswirkt. Folglich werden SHT-Spezifika wie problematischer Umgang mit der amnestischen Lücke um das Trauma herum oder Wut auf den Verletzungsverursacher nicht abgebildet.

Unspezifischere Alternativen stellen Persönlichkeitsinventare (Freiburger Persönlichkeitsinventar FPI-R, Fahrenberg et al. 2010) oder Minnesota Multiphasic Personality Inventory (MMPI-2, Butcher et al. 2000) dar. Zumindest für den MMPI existieren Untersuchungen für Menschen mit Schädel-Hirn-Trauma (vgl. etwa Drechsler 1997). Wie immer bei der Verwendung solcher Verfahren bei neurologisch verletzten Personen ist der Vergleich mit der Normierungspopulation vorsichtig vorzunehmen. Der Beschwerdelevel mag im Vergleich mit der hirngesunden Altersgruppe hoch sein, jedoch vor dem Hintergrund der Verletzungsfolgen eher nachvollziehbar; die soziale Einbindung leidet möglicherweise objektiv unter Mobilitätsproblemen, die eine körperliche Behinderung oder die fehlende Erlaubnis zum Autofahren mit sich bringen, ohne dass ein explizites Rückzugsverhalten vorliegen würde.

Die Existenz einer posttraumatischen Belastungsstörung (PTBS) nach SHT mit Bewusstlosigkeit ist in der Fachwelt umstritten. Gemäß der gängigen dissoziations-orientierten Erklärungsmuster einer PTBS scheinen bei einem Ereignis mit unmittelbarer konsekutiver Bewusstlosigkeit und amnestischer Lücke um das Geschehen herum psychische Abspaltungsmechanismen nicht erforderlich. Dennoch werden in der Literatur (vgl. etwa Ehlers et al. 1998 oder Frommberger et al. 1998) Prävalenzraten von 16,5 bis 18,4 % für eine PTBS nach Verkehrsunfall mit Schädel-Hirn-Trauma genannt. Auch in der S3-Leitlinie Posttraumatische Belastungsstörungen der AWMF wird postuliert, dass Studien zufolge insbesondere nach leichten SHT Symptome einer PTBS auftreten können. Bryant und Harvey (1999) fanden gar eine doppelt so häufig auftretende PTBS nach leichtem SHT als ohne SHT. Die Autoren der Leitlinie weisen allerdings richtigerweise auf die Überschneidungen im Erscheinungsbild zwischen PTBS- und SHT-Folgen hin, die insbesondere ohne spezielle neuropsychologische Expertise zu Fehldiagnosen verleiten können. Unabhängig davon kann es sich bei den beurteilten leichten SHT durchaus um Verletzungen ohne Bewusstseinsverlust gehandelt haben, so dass der eingangs genannte Theoriekonflikt nicht zutrifft.

Inwieweit vor diesem Hintergrund eine spezifische PTBS-Diagnostik bei Patienten nach einem Schädel-Hirn-Trauma indiziert ist, muss der Untersucher abwägen. Zu den im Zweifelsfall geeigneten Messverfahren sei auf die obengenannte Leitlinie verwiesen.

6.2.8 Störvariablen in Testinterpretation und -vergleich

Die Anwendbarkeit von Normdaten muss vor dem Hintergrund bestehender Restbehinderungen und Störvariablen immer kritisch hinterfragt werden. Beispielhaft sei das Problem von Doppelbildern genannt. Zur Vermeidung von Ermüdungseffekten, die alleine auf die Diplopie zurückgehen, sollten Leistungsmessungen grundsätzlich einäugig unter Verwendung einer Augenklappe oder Mattglasbrille durchgeführt werden; dadurch können aber Explorationsleistungen im dem freien Auge gegenüberliegenden Halbfeld eingeschränkt sein. Eine halbseitige motorische Behinderung, auch wenn sie die nichtdominante Hand betrifft, ist bei allen Aufgaben, die komplexes motorisches Handeln erfordern, eine nicht zu ignorierende Störvariable. Auch wenn der Testbogen mit der rechten Hand bearbeitet werden kann, muss er mit der linken Hand festgehalten oder in der Lage korrigiert werden können, um normierungsgerechte Bedingungen herzustellen. Aufgaben wie der Mosaiktest aus der Wechsler-Batterie

(WAIS-IV, Petermann 2012) können fraglos einhändig bearbeitet werden, die Bearbeitungszeit kann jedoch kaum mit Probanden verglichen werden, die mit beiden Händen das bereits Erreichte stabilisieren können und Manipulationen vornehmen können, ohne sich mit der eigenen Hand die Sicht zu verdecken.

Generell ist es notwendig, die sensorischen und motorischen Voraussetzungen in die diagnostische Interpretation von Testergebnissen mit einzubeziehen. So liegt es auf der Hand, dass ein Patient mit Hemianopsie beim Subtest »Geteilte Aufmerksamkeit« aus der Testbatterie zur Aufmerksamkeitsprüfung TAP 2.3 (Zimmermann und Fimm 2012) in der Frage der schnellen Detektion von Kreuzmustern (visuelle Teilaufgabe) kaum mit Gesunden verglichen werden kann; die Diagnose einer Störung der Aufmerksamkeitsteilung muss sich daher auf andere Datenquellen stützen. Der Diagnostiker sollte sich davor hüten, Testergebnisse schematisch und ohne Berücksichtigung von Störvariablen in Diagnosen umzusetzen.

Eine konfundierende Variable von erheblicher Bedeutung stellt die Medikation dar. Obwohl die leistungsbeeinträchtigende Wirkung zahlreicher Wirkstoffe im klinischen Umgang bekannt ist, liegen verwertbare Daten zur Quantifizierung des Einflusses verschiedener Pharmaka nicht vor. Es mag durchaus einen Unterschied machen, ob eine Medikation auf Dauer unersetzlich ist, etwa bei der Therapie zentraler Schmerzsyndrome, zur Anfallsprophylaxe oder in der Spastikbehandlung. In solchen Fällen ist der pharmakologische Effekt praktisch als integrales Merkmal des untersuchten Individuums zu bewerten, zumindest im Vergleich mit Zielkriterien. Ein großer Teil der Medikation wird sich jedoch zumindest quantitativ über die Rehabilitation hinweg verändern, so dass dieser Faktor als diagnostische Unschärfe in der Ergebnisinterpretation berücksichtigt werden muss.

Von Einfluss sind sicher auch andere Kontextvariablen wie das Vorliegen von Schmerzen, Störungen des Schlafes oder auch Aspekte wie die Tageszeit, vorausgehende Belastung und Untersuchungssetting, zumindest bei der Messung von Aufmerksamkeitsleistungen. Testdaten, die im Rahmen eines eintägigen Untersuchungsprogramms (etwa bei Begutachtungen) erhoben werden, und das möglicherweise noch gegen Ende des Tages, sind nur bedingt vergleichbar mit Resultaten aus der Rehabilitation, deren Messung möglicherweise in ausgeruhtem Zustand in Einzelschritten innerhalb eines nur wenige Termine umfassenden Tagesprogramms erfolgt.

6.3 Diagnostik in der chronischen Phase – Phasen E und F

Gegenüber den Rehabilitationsphasen C und D verändert sich die funktionsdiagnostische Methodik in der chronischen Phase nicht grundlegend; aufgrund zunehmender Stabilität auch der defizitären Maße sollte sich der Einsatz von Diagnostika allerdings auf wichtige Fragestellungen (etwa Beurteilung von Pflege- oder Betreuungsbedürftigkeit) beschränken.

Eine deutlich wichtigere Rolle als in der postakuten Rehabilitation spielen hier Verfahren, die Aktivität und Partizipation messen (ICF). Hierzu gehören Selbsteinschätzungsmaße ebenso wie Fremdeinschätzungen sowie Analysen der zwischenzeitlichen Entwicklung des Lebensverlaufs. Während in der Rehabilitationsklinik (erst recht bei noch fehlender häuslicher Realitätskonfrontation) die Selbsteinschätzung von Menschen mit Schädel-Hirn-Traumen oft weniger das tatsächlich vorliegende Leistungsprofil als vielmehr den gewünschten Soll-Zustand widerspiegelt, kann in der chronischen Phase die Selbsteinschätzung von Alltagserfahrungen profitiert haben, sowohl hinsichtlich des Aktivitätspotenzials als auch hinsichtlich der Auswirkungen auf die psychosoziale Einbindung.

Hier bietet sich der Einsatz von Skalen an, die einen direkten Vergleich zwischen Selbst- und Fremdeinschätzung zulassen, z. B. Skala zur Erfassung von Aufmerksamkeitsdefiziten (SEA-S und SEA-F, Volz-Sidiropoulou et al. 2007), Fragebogen zu Gedächtnis im Alltag (EMQ-S und EMQ-F, Volz-Sidiropoulou und Gauggel 2007), Skala zur Beurteilung von Handlungs-, Planungs- und Problemlösestörungen (HPP-S und HPP-F, Gauggel und Deckersbach 1995) oder Marburger Kompetenzskala (MKS-S und MKS-F, Gauggel 2010). Erhoben werden können hierdurch nicht nur Informationen zur Validität der Selbsteinschätzung und damit zur Integration hirnorganisch verursachter Veränderungen ins Selbstbild, sondern auch die vom Betroffenen erlebten Defizite in Handlungsfähigkeit und Integration in soziales Umfeld, Familie und Beruf (Aktivität und Teilhabe) als Ansatzpunkte für psychotherapeutische Interventionen.

Insbesondere bei exekutiven Störungen können nicht nur Selbst- und Fremdeinschätzung der Handlungskompetenz voneinander abweichen, sondern es kann auch der erreichte Grad der Integration unterschiedlich beurteilt werden, nicht zuletzt auch der Zusammenhang zwischen Kompetenz und Integration. Hier muss ergänzend zum Einsatz von Skalen eine gründliche Exploration der Betroffenen und (im Idealfall) ihrer engeren Bezugspersonen erfolgen, um Interventionen zielgerichtet konzipieren zu können.

6.4 Diagnostische Präzision und Symptomvalidierung

Im klinischen Alltag sehen wir immer wieder Testresultate, die zum Auftreten des Patienten, zu unserem klinischen Eindruck oder zu der Aufnahmediagnose nicht passen. Der Patient wirkt »gesund« oder hat eine medizinische Diagnose, bei der keine kognitiven Folgen zu erwarten sind, seine Testdaten sind dennoch auffällig. Aus diesem Sachverhalt quasi automatisch zu schlussfolgern, der Patient versuche uns hinters Licht zu führen, ist zumindest voreilig, da es noch andere Erklärungen für solche Diskrepanzen gibt.

Zunächst jedoch zum Versuch des »malingering«, auch suboptimales Leistungsverhalten des Patienten genannt (Heubrock 1995). Wir halten letzteren Begriff für fairer, da er nicht unbedingt Absicht unterstellt, sondern auch die Möglichkeit einer funktionellen Störung ohne bewusste Täuschungsintention mit einschließt. Es ist zweifellos wichtig, zur Erzielung valider Diagnosen dafür zu sorgen, dass ein Proband sein Leistungsvermögen voll einsetzt, und falls er das nicht tut, diesen Sachverhalt zu erkennen. Das leisten sogenannte Symptomvalidierungstests, bei denen die Untersuchten eine vorgeblich schwere, in Wahrheit aber sehr leichte Aufgabe bekommen, der auch massiv beeinträchtigte Probanden in der Regel gewachsen sind. Häufig wird das durch die Verwendung von Multiple-Choice-Aufgaben sichergestellt, auffälliges Kriterium ist hier das Verfehlen der Zufallswahrscheinlichkeit. Andere einschlägige Verfahren ordnen Itemschwierigkeiten scheinbar ungeordnet an und bewerten Abweichungen im Ablauf der Testleistung vom zu erwartenden Ablauf. Im Internet zu finden sind solche Tests natürlich nicht, um zu vermeiden, dass sich Probanden auf die Aufgabe einstellen können.

Symptomvalidierungstests sind insbesondere in der Begutachtungssituation, in der der Kontakt zum Probanden zu kurz zum intensiven Kennenlernen ist, eine wichtige Ergänzung, deren Möglichkeiten Merten (2014) ausführlich darstellt.

> **Weshalb erzielt ein Proband suboptimale Ergebnisse?**
>
> - Er möchte ein Ergebnis erhalten, das ihm soziale/finanzielle Vorteile einbringt.
> - Er hat eine Karriere des Nicht-ernst-genommen-Werdens hinter sich und dramatisiert, damit endlich jemand begreift, dass ihm etwas fehlt (das würde heißen, seine wahren Leistungswerte wären objektiv schlechter als der populationsbezogene Erwartungswert, die tatsächlich erzielten Werte liegen aber noch weiter darunter).
> - Er ist depressiv, ängstlich oder ohne Selbstvertrauen, daher ist auch seine Anstrengungsbereitschaft beeinträchtigt.

Diese Liste erhebt ganz sicher keinen Anspruch auf Vollständigkeit; die genannten Gründe wären unter Begutachtungsaspekten auch irrelevant, da es immer noch darauf ankommen würde, die validen Werte zu bestimmen. Im klinischen Alltag überwiegen allerdings die beiden letzten Punkte, die in der Regel einer Therapie gut zugänglich sind und bei Erfolg validere Messungen ermöglichen.

Über die Frage der Symptomvalidierung und ihrer Notwendigkeit gibt es seit Jahren sehr emotional geführte Auseinandersetzungen zwischen »Humanisten« unter den Therapeuten einerseits, die ihren Patienten primär keine bösen Absichten unterstellen, genährt von der Erfahrung, dass die meisten Patienten ihr Leistungspotenzial eher über- als unterschätzen, sowie vorwiegend an Begutachtungsinstitutionen tätige Neuropsychologen andererseits, die ihre klinischen Kollegen der Naivität zeihen und tagtäglich »Simulanten entlarven«. Diese Ideologisierung auf beiden Seiten schadet der Sache. Es ist zweifellos die Aufgabe der neuropsychologischen Diagnostik, präzise und valide Ergebnisse zu erzielen und reaktive Effekte davon abzugrenzen. Dazu kann es sehr hilfreich sein, Symptomvalidierungsverfahren einzusetzen. Entscheidend ist die Frage der Konsequenzen eines aufgedeckten suboptimalen Leistungsverhaltens.

In der Kliniksituation kann es einen Ansatzpunkt bilden, die hinderlichen Faktoren zu benennen und therapeutisch zu bearbeiten. Als Gegengewicht ist eine erhebliche Belastung der therapeutischen Beziehung in Kauf zu nehmen durch die Wahrnehmung beider Seiten, »hereingelegt« worden zu sein. In der Begutachtungssituation führt Malingering in der Regel zur Verweigerung der angestrebten Leistung, darüber hinaus zu einer Stigmatisierung des Patienten, deren Wirkung auch auf nachfolgende Untersuchungen kaum abzustreiten ist. Insofern gebietet berufsethisches Vorgehen eine entsprechende Diagnose nur bei hoher Entscheidungssicherheit.

Gesondert zu betrachten sind testdiagnostische Auffälligkeiten bei medizinischen Diagnosen, die eigentlich keine klinischen Folgen erwarten lassen. Bei Verdacht auf Schädel-Hirn-Trauma ist dies vor allem bei dem sogenannten »HWS-Schleudertrauma« oder bei einer unauffälligen Bildgebungsdiagnostik der Fall. Zweifellos finden sich Patienten, die über kognitive Störungen nach einem solchen Ereignis klagen und in den Testwerten auch auffällige Werte zeigen (z. B. Scheid et al. 2006). Diesen Patienten wird in der Begutachtungssituation nicht selten eine unzureichende Anstrengungsbereitschaft unterstellt oder die Beschwerden werden eher im Rahmen der Krankheitsverarbeitung diskutiert. Die Frage kognitiver Störungen ohne ausreichenden Bildgebungsbefund wird in der Literatur durchaus kontrovers diskutiert (Buki et al. 2015; Caroll et al. 2014). Die Aufgabe des Neuropsychologen ist es, die kognitive Leistungsfähigkeit so gut es geht zu objektivieren und mögliche Einflussfaktoren für deren Verursachung zu diskutieren.

In diesen Fällen kann entweder der testdiagnostisch erhobene Wert nicht stimmen oder aber die medizinische Diagnose. Die letztere Möglichkeit wird gelegentlich unterschlagen, so als ob die medizinische Diagnostik unfehlbar wäre. Wer die Entwicklung der Qualität medizinischer z. B. bildgebender Diagnostik in den vergangenen Jahrzehnten verfolgen konnte, hat sehr wohl erlebt, dass beispielsweise beim angeblichen Simulanten aus den 1980er Jahren zehn Jahre später ein handfester Befund festgestellt werden konnte; es gibt keinen Grund zu der Annahme, dass es dem Simulanten von 2016 nicht ähnlich gehen könnte. Eine methodenkritische Haltung zu den eigenen diagnostischen Möglichkeiten tut jeder Profession gut.

6.5 Qualitätsmaßstäbe diagnostischen Vorgehens

Unabhängig von der diagnostischen Zielsetzung gilt das Gebot einer leitliniengerechten Anlage und Auswahl des diagnostischen Vorgehens, niedergelegt in den 2005 publizierten, übergreifend angelegten Leitlinien der Gesellschaft für Neuropsychologie (GNP) für neuropsychologische Diagnostik und Therapie (Gauggel und Sturm 2005), die mit den neurologischen Fachgesellschaften konsentiert sind, sowie in den ebenfalls fachübergreifend abgestimmten Leitlinien für neuropsychologische Diagnostik und Therapie von Aufmerksamkeitsstörungen (Sturm et al. 2011), Gedächtnis (Thöne-Otto et al. 2012), Exekutivfunktionen (Müller et al. 2011), Raumkognition (Karnath und Zihl 2012) oder auch Empfehlungen aus den Leitlinien für neuropsychologische Begutachtung (Neumann-Zielke et al. 2009) bzw. den Leitlinien für die Begutachtung nach gedecktem Schädel-Hirn-Trauma (Wallesch et al. 2013). Letztere definieren als Grundregel für ein fachgerechtes diagnostisches Vorgehen:

> »Differenzierung und Ausmaß von Aufmerksamkeitsstörungen und Gedächtnisstörungen lassen sich durch eine klinische Untersuchung allein nicht hinreichend erfassen. Die Verhaltensbeobachtung, dass der Proband während der Anamneseerhebung und Exploration dem Gespräch über einen bestimmten Zeitraum problemlos folgen kann und wichtige Fakten des Verlaufs nach dem Unfall erinnert, beweist nicht, dass keine Aufmerksamkeitsstörung oder Gedächtnisstörung vorliegt; hier werden nur hochgradig überlerntes Verhalten und Wissen abgerufen. Der Begriff ›pseudo-neurasthenes Syndrom‹ zur Klassifizierung unklarer, diffuser Beschwerden über Konzentrationsstörungen und generelle Leistungsminderung, denen potenziell objektivierbare Defizite der Aufmerksamkeitsleistungen zugrunde liegen können, ist obsolet.
>
> So genannte ›Kurztests‹ (z. B. Syndrom-Kurztest, Benton-Test, Mehrfachwahl-Wortschatztest) sind für die Begutachtung in keinem Fall ausreichend, ihre Validität in Bezug auf die Fragestellung ist nicht belegt.«

Eine weitere wichtige diagnostische Grundregel liegt im Prinzip der Ökonomie für Untersucher und Untersuchten und der Zumutbarkeit für den Untersuchten. Diese Regel ernstzunehmen bedeutet, den Kompromiss zwischen diagnostischer Gründlichkeit und Zeitökonomie richtig zu treffen. Hierfür sind die Vorgaben der Leitlinien hilfreich. Es bedeutet aber auch, Probanden nicht mit Aufgabenstellungen zu überfordern, denen sie nicht gewachsen sind. Gegen diese Regel wird besonders häufig bei der Diagnostik von Migranten mit anderer Muttersprachlichkeit, aber auch bei der Untersuchung Minderbegabter verstoßen, indem diese Klientel sogenannten Standard-Testbatterien ausgesetzt wird, deren Aufgaben sie häufig nicht verstehen, deren Ergebnisse mangels geeigneter subgruppenspezifischer Normen diagnostisch wertlos sind und deren Konsequenzen für die weitere Versorgung aus der Sicht der Betroffenen so wenig kalkulierbar sind, dass sie mit einem hohen Maß an Angst reagieren, ein affektiver Zustand, in dem eine valide Messung des Leistungspotenzials kaum möglich ist. Es wird noch zu diskutieren sein, wie mit den diagnostischen Erfordernissen bei dieser Klientel sinnvoll umgegangen werden kann.

Exkurs: Primäre Minderbegabung oder Vorschädigung des Gehirns

Die Annahme oder gar der Nachweis einer primären Minderbegabung oder einer relevanten Vorschädigung beraubt den Diagnostiker zunächst eines geeigneten Bezugsrahmens, und dies nicht nur bezogen auf das Leistungsniveau, sondern durchaus auch auf die Leistungsstruktur. Annahmen über flüssige und kristalline Intelligenz haben sich als eher spekulativ erwiesen, die lokalisatorische Zuordnung von Leistungsfunktionen zu Hirnarealen kann durch eine frühkindliche Hirnschädigung völlig anders ausfallen als bei gesunden Personen. So ist einem der beiden Autoren ein Jugendlicher bekannt, dem wegen einer langjährig bestehenden Epilepsie große Teile des temporo-parietalen Hirns der linken Hemisphäre operativ entfernt wurden, ohne dass Sprache oder verbales Gedächtnis durch diesen Eingriff wesentlich gelitten hätten.

Zur Quantifizierung der tatsächlich erfolgten Leistungsverschlechterung sind möglichst viele Informationen über den prätraumatischen Zustand wichtig. Das könnten je nach Alter Schulzeugnisnoten sein, berufliche Qualifikationen, Bewährung im Beruf, aber auch Angaben von Angehörigen oder Betreuern. Mit der erforderlichen Vorsicht können auch Messungen von Wortschatz und Schätzungen des Bildungsniveaus helfen; für letzteres existieren in den USA sogenannte »academic achievement tests«, in Deutschland ist dem Autor kein entsprechendes Verfahren bekannt.

Wegen der unsicheren populationsbezogenen Einstufung rücken kriteriumsbezogene Messungen besonders in den Vordergrund. Vergleichsmaßstab ist demnach nicht der gleichaltrige gleichgeschlechtliche Gesunde, sondern die Anforderungen der angestrebten Alltagsumgebung (selbstständige Lebensführung, Verwaltung von Geld- und Behördenangelegenheiten bis hin zu den Erfordernissen einer angestrebten beruflichen Integration) müssen den Maßstab bilden. Hier hilft berufskundliches Wissen und nach Möglichkeit, mit Zustimmung des Betroffenen, eine Kontaktaufnahme mit Betrieb und Vorgesetzten, um ein Zielniveau zu definieren.

Das Prinzip der Ökonomie erfordert aber auch ein hypothesengeleitetes Herangehen an die Diagnostik, sofern die Auftragserteilung das zulässt. Im Gegensatz zu Begutachtungen, bei denen ein vollständiges Leistungsbild zum Auftrag gehören kann, ist es beim Einsatz von Diagnostik zur Behandlungsplanung in aller Regel sinnvoll, aus den vorliegenden Informationen bezüglich Verletzungsart und betroffenen Hirnarealen einerseits und aus subjektiven Beschwerden und der klinischen Beobachtung andererseits diagnostische Pfade herzuleiten, die möglichst nahe an den vermutlich bestehenden Verletzungsfolgen entlanggehen. Auch hier ist gegenüber standardisierten diagnostischen Strategien Skepsis angebracht; differenzierte Untersuchungen verschiedener Gedächtnisfunktionen sind etwa bei Stammhirnläsionen im schlimmsten Fall eine Verschwendung potenzieller Behandlungszeit für die vermutlich viel eher bestehenden Aufmerksamkeitsdefekte.

Exkurs: Kulturspezifika

Kulturspezifische Einflüsse (Sprachverständnis, Gültigkeit der deutschen Normierung für Migranten) sind in der neuropsychologischen Diagnostik ein bis dato nur sehr unzureichend gelöstes Problem. Es gibt eine Reihe von Bemühungen, dieses Problem zu entschärfen. Beispielhaft sei hier ein spezieller Arbeitskreis im Rahmen der Gesellschaft für Neuropsychologie (GNP) genannt, der sich mit fremdsprachiger Diagnostik beschäftigt (http://www.gnp.de/_de¬/uu-AK-Fremdsprachige-Diagnostik.php, Zugriff am 01.10.2016).

Das bislang eher bescheidene Methodenrepertoire der Neuropsychologie zur Diagnostik von Schädelhirnverletzungsfolgen bei Migranten ist im Grunde erstaunlich, da der Bedarf seit Jahrzehnten bekannt, aber nur mangelhaft gedeckt ist. Seit der ersten Integration so genannter »Gastarbeiter« in den sechziger Jahren des vorigen Jahrhunderts wird die diagnostische Psychologie immer wieder mit schädelhirnverletzten Migranten konfrontiert, nicht selten in Kombination mit Begutachtungsaufträgen, bei denen der Mangel an »fairen« Diagnostika besonders schwer wiegt. Die gesetzliche Unfallversicherung kennt dieses Problem nur zu gut.

Das Problem ist nur rudimentär dadurch zu lösen, dass deutschsprachige diagnostische Verfahren übersetzt werden. Eine Übersetzung der Testitems ersetzt nicht eine Normierung an der entsprechenden muttersprachlichen Population. Dies wiegt umso schwerer, als wir in der Regel über keinerlei verwertbare Information über die entsprechenden Item-Schwierigkeitsgrade in der betreffenden Sprache verfügen. Muttersprachlich normierte Verfahren sind umfassend größtenteils aus angelsächsischen Ländern verfügbar, Diagnostika aus der Türkei oder aus asiatischen Ländern fehlen weitgehend, ebenso länderspezifische Normierungsdaten für den MOCA (▶ Abb. 6.1), bei dem die Gleichheit von Item-Schwierigkeiten und Normleistungen über alle Sprachen hinweg schlichtweg unterstellt wird. Auch die sprachliche Aufgabenvermittlung und -auswertung ist noch ungelöst. Die Anwendung muttersprachlicher Varianten des MOCA setzt zumindest basale Kenntnisse der entsprechenden Sprache auch beim Diagnostiker voraus. Der häufig angebotene Dolmetscher ist kein vollwertiger Ersatz, gestattet er doch in nur unzureichender Weise die Durchführung zeitkritischer Verfahren; darüber hinaus wird die Unschärfe der Ergebnisse durch Interpretationsfragen erhöht. Weitere Einflussfaktoren, die nur schlecht berücksichtigt werden können, sind der oftmals nicht hinreichend bekannte schulische Ausbildungsstandard in den Herkunftsländern sowie kulturabhängige soziale Normen.

Auch die Alternative, sich auf nichtsprachliche Verfahren als angeblich kulturunabhängige Messmethoden zu beschränken, ist nicht nur in der Diagnostik von Schädelhirnverletzungen kritisch zu sehen, da nichtsprachliche Verfahren nicht per se kulturunabhängig sind und daher selbst bei Vorliegen einer ausschließlichen Verletzung der nicht dominanten Hirnhemisphäre keine Relation zu intakten kognitiven Funktionen hergestellt werden kann.

> Ein weiterer systematischer Beurteilungsfehler bei Migranten kann in Kulturspezifika hinsichtlich Schmerz- oder Trauerverarbeitung liegen. Manches Verhalten, das wir bei einem Mitteleuropäer als demonstrativ oder hysteriform einstufen würden, ist in anderen Kulturkreisen vollkommen situationsangemessen. Der vielfach durch Akten geisternde Begriff des »Mittelmeer-Syndroms« mit allen implizierten Schlussfolgerungen hinsichtlich Realitätsgrad der Verletzungsfolgen und vorhandenem Leistungswillen stellt eine unzulässige Abwertung von kulturellen Unterschieden dar und ist den Betroffenen gegenüber in aller Regel unfair.
> Diese Schwierigkeiten zeigen deutlich, dass eine valide testpsychologische Einschätzung kognitiver Funktionsstörungen nach Schädelhirnverletzung bei Probanden nichtdeutscher Herkunft Grenzen unterliegt; die daraus resultierenden Unschärfen in der Beurteilung sollten nicht zu Lasten der Betroffenen gehen. Sinnvoll ist, immer dort, wo die Fragestellung es zulässt, eher kriteriumsorientiert als populationsorientiert zu testen, das heißt, sich weniger auf die Abweichungen von der Norm als vielmehr auf die Diskrepanz zwischen Potential und Erfordernissen zu konzentrieren. Das kann zur Klärung von Zusammenhangsfragen nicht viel beitragen, wohl aber zur Einschätzung einer Integrationsprognose oder aber zur Definition von Therapiebedarfen.

Psychometrische Kontrolluntersuchungen mit hoch reliablen Testverfahren sind ein angemessenes Mittel, um Entwicklungsfortschritte insbesondere beim Einsatz therapeutischer Interventionen zu objektivieren. In der Praxis ist dieser Beleg nur schwer herzustellen. Die Forderung nach hoher Reliabilität gründet sich auf die Erwartung, mit möglichst geringen Zuwächsen in Rohwerten und Standardwerten kritische Differenzen zu erreichen, die es erlauben, einen Testwert als echte Verbesserung zu werten (statt als Ergebnis einer zufälligen Schwankung), idealerweise auch noch unter Verwendung einer Paralleltestversion. Innerhalb weniger Wochen ist eine derart deutliche Verbesserung nur im günstigen Fall zu erreichen, bei psychometrischen Messungen in so kurzen Abständen sind Testwiederholungseffekte zu berücksichtigen. Nicht nur aus diesem Grund sollten diagnostische Verfahren grundsätzlich sparsam eingesetzt werden; sie zu wiederholen kostet wertvolle Therapiezeit. Der Hinweis sei erlaubt, dass die Wirksamkeit erprobter neuropsychologischer Interventionen in Studien belegt ist und daher nicht im Einzelfall durch Testwiederholungen jedes Mal aufs Neue bewiesen werden muss. Die Evaluation der eingesetzten Therapiemaßnahmen ist daher häufig mit der Quantifizierung individueller Therapieziele sinnvoller durchzuführen (z. B. die Dauer der Belastbarkeit) als auf Basis psychometrischer Tests.

Bei längeren Zeitabständen hingegen, etwa bei einem Wiederholungsheilverfahren nach Monaten, ist eine Wiederholungsdiagnostik durchaus sinnvoll, stellt aber dieselben Qualitätsanforderungen, auch wenn das Erfordernis von Parallelversionen nach Monaten eher verzichtbar erscheinen mag.

7 Begutachtung

7.1 Neurologische Begutachtung

Ärzte und Psychologen sind in verschiedenen Rechtsgebieten als Gutachter tätig. Zwischen dem zu Begutachtenden (dem »Probanden«) und dem Gutachter besteht kein Behandlungsvertrag, sondern der Gutachter ist mehr oder weniger unparteiischer Agent seines Auftraggebers. Im Zivilrecht sind die Bestimmungen zur Schweigepflicht zu beachten, ggf. ist eine Entbindung einzuholen. Wird diese nicht gewährt, ist zu prüfen, ob der Gutachtenauftrag auch ohne die von Schweigepflicht geschützten Informationen erfüllt werden kann. Das Gutachten soll nur die Informationen enthalten und preisgeben, die für die Beantwortung der Gutachtenfragen notwendig ist.

Tabelle 7.1 stellt die versicherten Ereignisse und Gesundheitsschäden in den gutachterlich wichtigsten Rechtsgebieten dar.

Im Falle der Begutachtung der Folgen eines SHT stehen in der Regel die Frage, ob eine bleibende Hirnschädigung erfolgt ist, und die Frage, welche Funktionsstörungen darauf zurückzuführen sind, im Vordergrund. Die erste Frage ist als Tatsachenfeststellung im sogenannten »Vollbeweis« (»mit an Sicherheit grenzender Wahrscheinlichkeit«) zu beantworten, die zweite mit überwiegender Wahrscheinlichkeit.

Die Leitlinie »Begutachtung nach gedecktem Schädel-Hirn-Trauma« (Wallesch et al. 2013) beschreibt im Expertenkonsens diejenigen klinischen Merkmale (Anknüpfungstatsachen), auf die sich die Annahme einer »substanziellen Hirnschädigung« stützt, die dauerhafte Beeinträchtigungen nach sich ziehen kann (vgl. Kap. 4.1.1):

- Bewusstlosigkeit > 1 h (falls keine iatrogene Ursache und kein Schock),
- retrograde Amnesie > 8 h und/oder anterograde Amnesie > 24 h (falls keine iatrogene Ursache),
- Desorientierung und/oder Verwirrtheit > 24 h (falls keine iatrogene Ursache oder Suchtmittelentzug),
- fokale zentral-neurologische Ausfälle (dokumentiert und dem Trauma zuzuordnen)
- Bildgebungsdarstellungen von Hirnsubstanzschäden, die dem Trauma zuzuordnen sind (hier ist neuroradiologische Expertise erforderlich),
- EEG-Veränderungen (Allgemeinveränderung, Herdbefund) > 24 h nach Trauma mit anschließender Dynamik (falls keine medikamentöse Ursache

und falls das initiale EEG adäquat abgeleitet und dokumentiert wurde, z. B. Vigilanzprüfung bei Grundrhythmusverlangsamung).

Tab. 7.1: Versicherte Ereignisse und Gesundheitsschäden in den gutachterlich wichtigsten Rechtsgebieten (aus Widder 2005)

Rechtsgebiet	versicherte Ereignisse	versicherte Gesundheitsschäden
gesetzliche Unfallversicherung	Unfälle am Arbeitsplatz und auf dem Weg zu und von der Arbeit	alle körperlichen, geistigen und seelischen Funktionsstörungen, sofern sie durch das Schädigungsereignis »wesentlich mit verursacht« sind
soziales Entschädigungsrecht	alle Schädigungsereignisse im versicherten Umfeld (z. B. »Wehrdienstbeschädigung« im Soldatenversorgungsgesetz)	wie bei der gesetzlichen Unfallversicherung
private Unfallversicherung	alle Unfälle, sofern sie nicht durch Geistes- oder Bewusstseinsstörungen, Trunkenheit, Schlaganfälle, epileptische Anfälle oder andere Anfälle, die den ganzen Körper des Versicherten ergreifen, verursacht sind	im Prinzip alle körperlichen und geistigen Folgeschäden; Ausnahmen sind Bandscheibenschäden und Hirnblutungen, sofern der Unfall nicht die überwiegende Ursache ist; psychische Reaktionen fallen grundsätzlich nicht unter den Versicherungsschutz (»Neuroseklausel«)
Haftpflichtrecht	alle schuldhaft verursachten Beeinträchtigungen der körperlichen Unversehrtheit einschließlich der Schmerzzufügung, sofern diese »nicht ganz unwesentlich« sind	sämtliche körperlichen und seelischen Folgeschäden einschließlich der dadurch verursachten finanziellen Belastungen des Geschädigten

Die Leitlinie kann analog auf nichtgedeckte SHT sowie auf Sekundärschäden nach Hirn- und Polytrauma (Ödem, Hypoxie) angewendet werden.

Die Bewertung der genannten klinischen Befunde stößt in der Praxis häufig an Grenzen, wenn in die Primärversorgung kein Neurologe/Nervenarzt oder Neurochirurg und auch keine geeignete Bildgebung einbezogen wurde:

a) Ärztliche Dokumentationen der Akutbehandlung machen oft keine genauen Angaben über Tiefe und Dauer einer Bewusstseinsstörung bzw. Verwirrtheit, Desorientiertheit oder andere psychische Auffälligkeiten. Hier kann der pflegerischen Dokumentation herausragende Bedeutung zukommen.
b) Der Nachweis von längerdauernder Bewusstlosigkeit, Amnesie oder Verwirrtheit scheitert oft an Erfordernissen der Behandlung (Sedierung, Beatmung, operative Versorgung).
c) Eine qualifizierte neurologische Untersuchung unterbleibt häufig oder wird erst nach Entlassung veranlasst. Ein hierbei erhobener unauffälliger soma-

tisch-neurologischer Befund schließt eine »substanzielle Hirnschädigung« nicht aus. Besondere Bedeutung kann ein möglichst früh, z. B. nach 24 Stunden, und adäquat abgeleitetes EEG gewinnen, wenn z. B. der Vergleich mit späteren Ableitungen eine Grundrhythmusverlangsamung oder einen sich rückbildenden Herdbefund ergibt. Allerdings ist in diesem Fall auszuschließen, dass diese z. B. durch die Gabe von Opioiden oder anderen sedierenden Medikamenten bedingt war.

d) Der Bildgebungsnachweis einer akuten traumatischen Hirnschädigung beweist diese, der Nachweis einer traumabedingten Subarachnoidalblutung (SAB) oder eines akuten subduralen Hämatoms legt sie nahe. Im Falle der SAB ist im Gutachten die Abgrenzung einer spontanen SAB mit Trauma als Folge kritisch abzuwägen. Der Nachweis eines epiduralen Hämatoms belegt (bei früher und adäquater Versorgung) nicht mit hinreichender Wahrscheinlichkeit die Annahme einer Hirnschädigung (hier muss die klinische Symptomatik im postoperativen Verlauf analysiert werden). Der Vergleich des im Rahmen der Akutversorgung erstellten CTs mit späteren Aufnahmen kann (muss aber nicht, da das Ödem erst nach ca. 8–12 h sein Maximum erreicht) Hinweise auf ein Ödem oder eine posttraumatische Atrophie und damit Anhaltspunkte für das Vorliegen einer substanziellen Hirnschädigung ergeben.

Die unkritische Verwertung unspezifischer MR-Veränderungen (Marklager-Hyperintensitäten) als Traumafolge ist abzulehnen, hier erscheint ein neuroradiologisches Zusatzgutachten oder besondere eigene Kompetenz des Gutachters unabdingbar.

Ein unauffälliger Befund in der unmittelbar nach dem Trauma durchgeführten Bildgebung (CT oder MRT) schließt die Annahme einer substanziellen Hirnschädigung nicht aus, da sich Hirnödeme oder die Bildgebungsbefunde einer traumatischen axonalen Schädigung (Gennarelli Grad 1, Gennarelli 1994) erst über Stunden entwickeln. MRT-Untersuchungen sollten dabei stets auch DWI-Sequenzen einbeziehen (Huisman et al. 2003, 2004; Hughes et al. 2004).

Das Problem des Nachweises oder Ausschlusses einer substanziellen Hirnschädigung wurde verschärft durch das wissenschaftlich mittlerweile hinreichend belegte Konzept der leichten traumatischen axonalen Schädigung. Es handelt sich dabei um Patienten, die initial nicht zwingend länger als eine Stunde bewusstlos sind, die bei Erstkontakt mit dem Notarzt oder Aufnahmearzt nicht zwingend einen GCS < 15 aufweisen, die in der akuten Bildgebung meist keine eindeutig pathologischen Befunde aufweisen (jedoch mit mäßiger Sensitivität in CTs und hoher Sensitivität in MRTs nach > 12 h, wobei diese Befunde in der Standardbildgebung nach einigen Wochen (CT)/Monaten (MRT) häufig nicht mehr zu erfassen sind), die jedoch in den ersten Wochen nach Trauma deutliche und nach Monaten noch nachweisbare neuropsychologische Defizite von Aufmerksamkeits-, frontal-exekutiven und -behavioralen sowie Gedächtnisfunktionen aufweisen (Mittl et al. 1994; Wallesch et al. 2001a, 2001b; Ruff 2011). Suszeptibilitätsempfindliche Sequenzen (T2*, SWI), nach Möglichkeit im Hochfeld-MR (3T), können in dieser Situation häufig noch punktförmige

Hämosiderinablagerungen nachweisen (Scheid et al. 2003; ▶ Abb. 7.1). Es ist zu beachten, dass der positive Hämosiderinnachweis mit wachsendem zeitlichem Abstand zum Ereignis schlechter gelingt (Messori et al. 2003).

> »Empfehlung: Die Arbeitsgruppe hält eine qualifizierte neurologische oder neurochirurgische Untersuchung innerhalb der ersten 3 Tage nach gedecktem Schädel-Hirn-Trauma sowie ein EEG zum frühest möglichen Zeitpunkt für notwendig.« (Wallesch et al. 2013, S. 515–516).«

Da diese in vielen Fällen nicht erfolgt, ist davon auszugehen, dass bei einer nicht geringen Zahl von SHT-Betroffenen der Nachweis einer »strukturellen Hirnschädigung« im Vollbeweis zum Nachteil der Betroffenen später nicht mehr geführt werden kann. Die Anknüpfungstatsachen der Leitlinie versuchen, diese Beweislücke für einen Teil der Betroffenen zu schließen, obwohl die Evidenz letztlich lediglich auf Expertenkonsens beruht.

Die Fortschritte der Bildgebung haben diese zum Goldstandard des Nachweises der substanziellen Hirnschädigung gemacht.

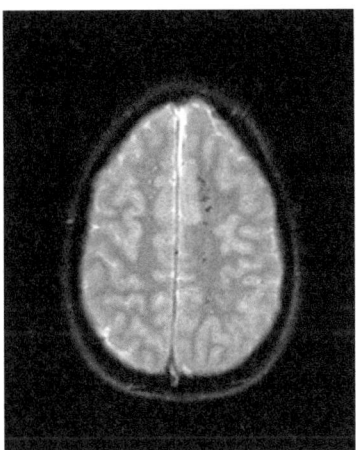

Abb. 7.1: Kleine Hypointensitäten in einer suszeptibilitätsgewichteten T2*-MR-Sequenz im Bereich der Mark-Rindengrenze als Nachweis von Hämosiderinablagerungen als Residuen erlittener Mikroblutungen im Rahmen einer traumatischen axonalen Schädigung (mit Dank an Prof. Dr. W. Döhring, ehem. Direktor der Klinik für Diagnostische Radiologie des Universitätsklinikums Magdeburg, für die Überlassung des Bildmaterials).

»Als weitgehend sichere Hinweise auf eine traumatische Hirnschädigung können gelten:

- Substanzdefekte nach Kontusion, Rinden- oder Marklagerblutung,
- kleine Hyper- oder Hypodensitäten im Bereich der Mark-Rinden-Grenze mit zeitlicher Dynamik als Ausdruck einer traumatischen axonalen Schädigung im CT,
- in der Initialphase isolierte Diffusionsrestriktionen (Signalanhebung im DWI-MRT, Signalabsenkung in ADC),
- Verminderung eines Hirnödems im Verlauf,
- fokale cortikale Atrophie als Zeichen einer fokalen Rindenkontusion und sekundäre Waller-Degeneration in der Spätphase,
- multifokale Hämosiderinablagerungen als Zeichen einer abgelaufenen traumatischen axonalen Schädigung in der Spätphase.

Subarachnoidalblutungen und akute subdurale Hämatome stellen Indizien für eine traumatische Hirnschädigung dar, müssen aber nicht zwingend mit einem Dauerschaden einhergehen. (...)
Die Arbeitsgruppe hält die Durchführung (oder Heranziehung) einer MR-Bildgebung in jedem Fall einer kausalen Begutachtung zu den Folgen eines Schädel-Hirn-Traumas, in dem die bereits vorliegende Bildgebung keinen eindeutig positiven Hinweis ergibt und bei dem sich aus Akut- und Fühsymptomatik sowie aus dem weiteren Verlauf oder den Beschwerden Anhaltspunkte für eine strukturelle Hirnschädigung ergeben, für notwendig. Diese muss suszeptibilitätsempfindliche Sequenzen (T2*-gewichtete oder suszeptibilitätsgewichtete Sequenzen – susceptibility weighted imaging – SWI) enthalten.« (Wallesch et al. 2013, S. 512).

Zur Schadensbemessung hält die Leitlinie zur Beurteilung der Wahrscheinlichkeit des Zusammenhangs hinsichtlich des Defizitprofils und zur Quantifizierung der Defizite eine neuropsychologische Untersuchung, in der Regel als Zusatzgutachten, für notwendig. Zur Beurteilung einer Wesensänderung sollte der begutachtende Neurologe über eigene Kompetenz verfügen oder mit einem in der Fragestellung erfahrenen Zusatzgutachter kooperieren. Klinisch-psychologische Skalen (z. B. FPI) könnten allenfalls als Hinweis für die Exploration und die Fremdanamnese dienen, da sie weder für die Begutachtungssituation noch für Patienten mit Hirnverletzung standardisiert seien. Das System von Beobachtungskategorien der Neurobehavioural Rating Scale (Levin et al. 1987; ▶ Abb. 4.2) könne zur Strukturierung und Formulierung der gutachterlichen Beobachtungen hilfreich sein. Auf die Problematik der Beurteilung und Begutachtung funktionell psychischer Störungen und der Erfassung der Beschwerdenvalidität wird hingewiesen. Die Leitlinie enthält die Tabellen von Widder und Gaidzik (2011) zur Bewertung von Traumafolgen.

Bei der Beurteilung der Beschwerdenvalidität ist der Hinweis wichtig, dass auch die Neurologie über Verfahren verfügt, Vortäuschung und mangelnde Kooperationsbereitschaft aufzudecken. Eine Übersicht findet sich bei Widder (2011). Es gilt der Grundsatz »dass zumindest in Deutschland nicht der Versicherer dem Antragsteller nachzuweisen hat, dass er *keine* Beschwerden hat und damit keine Rente bzw. Entschädigung erhält, sondern in allen (!) Rechtsgebieten die ›objektive Beweislast‹ für das Vorliegen der geklagten Funktionsstörungen beim Antragsteller liegt« (Widder 2011, S. 86). Aufgabe des Gutachters sei es nicht, als »Versicherungsdetektiv« Simulanten zu entlarven, sondern sich »lediglich« davon zu überzeugen, ob die geklagten Funktionsstörungen tatsächlich vorliegen.

7.2 Neuropsychologische Begutachtung

Die neuropsychologische Begutachtung von Menschen mit Schädel-Hirn-Trauma muss sich je nach Auftraggeber mit unterschiedlichen Fragestellungen auseinandersetzen, die wesentlich mit den Entschädigungspflichten der Kostenträger zu tun haben. Manche Kostenträger interessiert lediglich der Grad der geminderten Arbeitsfähigkeit; darüber hinausgehende Verletzungsfolgen wie etwa eine Minderung der Lebensqualität bleiben hier völlig außer Betracht. Detailliertere Vorgaben für neuropsychologische Gutachten liefert die Leitlinie Neuropsychologische Begutachtung der GNP (http://www.gnp.de/_downloads¬/fs-LL-NPBegutachtung-2015.pdf, Zugriff am 01.10.2016).

Unabhängig davon stellt sich die Frage, in welchen Fällen ein neuropsychologisches (Zusatz-)Gutachten bei Schädel-Hirn-Trauma überhaupt indiziert ist. Die im Jahr 2013 erstellte interdisziplinäre Leitlinie zur Begutachtung nach gedecktem Schädel-Hirn-Trauma, die von den relevanten neurologischen Fachgesellschaften und der Gesellschaft für Neuropsychologie getragen wird, stellt hierzu fest (Wallesch et al. 2013, S. 2):

> »Da für die gutachtliche Beurteilung das Ausmaß der kognitiven Funktionsstörungen hinreichend reliabel und valide quantifiziert sein muss, ist zur Beurteilung der Wahrscheinlichkeit des Zusammenhangs hinsichtlich des Defizitprofils und zur Quantifizierung der Defizite eine neuropsychologische Untersuchung, in der Regel als neuropsychologisches Zusatzgutachten, notwendig. Allerdings korrelieren die gutachtlich zu beurteilenden Qualitäten wie Minderung der Erwerbsfähigkeit, Berufsunfähigkeit und Grad der Behinderung nur locker mit dem Ausmaß der gemessenen neuropsychologischen Funktionsstörungen (Teasdale et al. 1997; Vilkki et al. 1994). Die Testergebnisse müssen auf ihre Auswirkungen auf die in den jeweiligen Rechts- und Versicherungsgebieten maßgeblichen Bemessungsmaßstäbe überprüft und bewertet werden. Mögliche Einflussfaktoren wie Depression, Medikation, suboptimale Leistungsbereitschaft sind zu bedenken, ggf. Beschwerdevalidierungsdiagnostik durchzuführen. Dabei ist zu berücksichtigen, dass ein auf mangelnde Leistungsbereitschaft hinweisender Beschwerdevalidierungstest lediglich ein Indiz darstellt und der Ursache (Simulation, Aggravation, andere psychische Gründe, auch solche von Krankheitswert) weiter nachzugehen ist. Auch die Rehabilitationsprognose sollte sich auf ein neuropsychologisches Zusatzgutachten stützen.«

Zum Thema Wesensänderung postuliert dieselbe Leitlinie:

> »Hier sollte der begutachtende Neurologe über eigene psychopathologische Kompetenz verfügen oder mit einem in der Fragestellung erfahrenen Zusatzgutachter kooperieren.«

Wer außer dem fachkundigen Neuropsychologen sollte hier gemeint sein?

Die übrigen AWMF-Leitlinien zur Begutachtung bei Schädel-Hirn-Trauma sind aus unfallchirurgischer Perspektive erstellt und befassen sich demzufolge in erster Linie mit der Notfallversorgung, wo neuropsychologische Fragen (noch) nachgeordnet sind.

Ein neuropsychologischer Gutachter hat die Qualifikation zum klinischen Neuropsychologen GNP oder die kammeranerkannte äquivalente Qualifikation nachzuweisen; mindestens jedoch muss sich der Gutachter in der Weiterbildung befinden und von einem anerkannten Supervisor (z. B. Supervisor GNP) unterstützt werden. Neben dem Erfordernis, die relevanten Rechtsmaßstäbe zu kennen und auch juristisch-fachliche Begrifflichkeiten im Sozialrecht hinreichend unterscheiden zu können, muss die Kompetenz und Bereitschaft zur Unparteilichkeit in der Beurteilung gegeben sein. Dies ist vor allem kritisch zu prüfen, wenn der Gutachter gleichzeitig Behandler ist oder wenn ein zu enges Verhältnis zu Auftraggebern besteht.

Vor Annahme des Gutachtenauftrags muss der Gutachter eingehend prüfen, ob er mit seiner Sachkompetenz die gestellten gutachterlichen Fragen beantworten kann (gegebenenfalls welche er beantworten kann und welche nicht). Gegebenenfalls muss er eine Zusatzbegutachtung auf geeignetem Fachgebiet empfehlen oder den Auftrag zurückweisen. Schließlich kann der Gutachter in Haftung genommen werden, wenn aus seinem Urteil Nachteile entstanden sind, die bei fachgerechter Begutachtung vermeidbar gewesen wären.

Ein wichtiges ethisches Kriterium für die Annahme eines Gutachtenauftrags ist der zeitliche Spielraum, ein Gutachten zeitgerecht erstellen zu können. Von Gutachten hängen häufig lebensunterhaltende Leistungen ab, deren Ausbleiben die Verletzten existenziell gefährden kann und sie psychisch in inakzeptabler Weise belastet. Das gilt erst recht für Begutachtungen in Sozialgerichtsverfahren; die ohnehin schon zähen juristischen Abläufe dürfen nicht durch monatelanges Warten auf ein bestelltes Gutachten noch weiter verzögert werden.

Die Autoren der aktuell gültigen Leitlinie schlagen folgende Leistungsbereiche als Mindestumfang vor:

- Wahrnehmung
- Aufmerksamkeit
- Lernen und Gedächtnis
- Exekutivfunktionen
- Intelligenz
- Sprache und Sprechen
- emotionales Erleben und Verhalten
- Persönlichkeit
- psychische Reaktionen auf das verursachende Ereignis

Für die Selektion der geeigneten Verfahren wird auf die indikationsbezogenen Leitlinien verwiesen. Ergänzend sei angemerkt, dass die Beherzigung der diagnostischen Regeln im Umgang mit verschiedenen Rahmenbedingungen, wie in Kapitel 6 dargelegt (besonders im Umgang mit Migranten oder minderbegabten Probanden), in einem Begutachtungsverfahren besonders entscheidend ist.

> **Leitlinien**
>
> Für den Bereich Aufmerksamkeit: http://www.gnp.de/_downloads/fs-LL-Aufmerksamkeitsstoerungen.pdf
>
> Gedächtnis: http://www.awmf.org/uploads/tx_szleitlinien/030-124l_S2e_Ged%C3%A4chtnisst%C3%B6rungen_Diagnostik_Therapie_2012-verl%C3%A4ngert.pdf
>
> Exekutivfunktionen: http://www.awmf.org/uploads/tx_szleitlinien/030-125l_S2e_Exekutive_Dysfunktionen_neurologische_Erkrankunge_2014-verlaengert.pdf
>
> Raumkognition: http://www.awmf.org/uploads/tx_szleitlinien/030-126l_S1_Rehabilitation_bei_Stoerungen_der_Raumkognition_2012_verlaengert.pdf
>
> (Zugriff jeweils am 01.10.2016)

Hartje (2004) unterscheidet zwei Hauptindikationen für Gutachten:

- Finalitätsbezogene Gutachten nehmen zur Erreichung eines bestimmten Kriteriums Stellung, sei es die Erwerbsfähigkeit (ganz oder teilweise, bezogen auf den ausgeübten Beruf oder bezogen auf den allgemeinen Arbeitsmarkt) im Auftrag der Rentenversicherung oder die Berufsfähigkeit im Auftrag einer privaten Berufsunfähigkeitsversicherung; darüber hinaus auch zu speziellen Fragen wie Schwerbehinderung, Geschäftsfähigkeit, Schuldfähigkeit oder auch der Fahrtauglichkeit. Ob eventuelle Defizite verletzungsbedingt sind, ist dabei unerheblich.
- Kausalitätsbezogene Gutachten haben den Auftrag, Zusammenhänge zwischen einem klinischen (und testdiagnostisch objektivierten) Bild und einer Schädigungsursache herzustellen. Der Löwenanteil dieser Gutachten wird von der gesetzlichen Unfallversicherung in Auftrag gegeben; es kommen jedoch auch Aufträge nach dem Versorgungsrecht (beispielsweise auf der Grundlage des Opferentschädigungsgesetzes) oder von privaten Unfall- oder Haftpflichtversicherungen in Betracht. Im Bereich von Kognition, Emotion und Verhalten ist hier der Nachweis einer überwiegenden Wahrscheinlichkeit gefragt. Im sozialen Entschädigungsrecht genügt es, wenn ein Unfall geeignet war, ein bestimmtes Störungsbild hervorzurufen (Wilhelm und Roschmann 2007); private Versicherer verlangen hingegen eine anteilige Quantifizierung anderer Teilursachen, etwa einer vorher vorliegenden vaskulären Erkrankung.

Mehr noch als bei anderen Indikationen für diagnostische Maßnahmen ist bei Begutachtungen den möglichen leistungsbeeinträchtigenden Einflussfaktoren

Beachtung zu schenken, etwa motorischen Defiziten oder insbesondere medikamentösen Einflüssen. Sturm (2005) weist darauf hin, dass Antidepressiva und MAO-Hemmer geeignet sind, Wachheit (Alertness) und Vigilanz zu beeinträchtigen, während manche Neuroleptika eher in der Aufmerksamkeitsselektivität Spuren hinterlassen. Nach Rockstroh (2000) können auch Antihypertensiva das Reaktionstempo negativ verändern.

Der Gutachter sollte sich regelmäßig dessen bewusst sein, dass seine Stellungnahme von neuropsychologischen Laien (Mediziner anderer Fachrichtungen, Juristen, Sachbearbeiter von Versicherungen) ausgewertet wird; sinnvoll ist daher eine verständliche Sprache ohne überflüssigen Fachwortschatz. Basis des Gutachtens kann nicht nur die persönliche Meinung des Gutachters sein; es sollte sich auf wissenschaftliche Quellen stützen, die benannt werden sollten. Nicht nur bei Sozialgerichtsgutachten spielt die gutachtliche Stellungnahme die Rolle eines Beweismittels, Schlussfolgerungen müssen daher nachvollziehbar formuliert werden.

Eine allgemein verbindliche »Gliedertaxe« im Sinne eines fixen Bewertungsmaßstabs für bestimmte Defizite existiert auf neuropsychologischem Gebiet nicht, auch wenn wir Widder (2000) grobe Hinweise verdanken. Die Quantifizierung der Beeinträchtigungen muss daher geschätzt werden; die Schätzung richtet sich wesentlich nach den zu entschädigenden Lebensbereichen. Ist der Auftraggeber alleine für die berufsbezogenen Beeinträchtigungen zuständig, so werden in Anlehnung an Rauschelbach (2000) Hirnschäden mit geringer Leistungsbeeinträchtigung auf eine Minderung der Erwerbsfähigkeit (MdE) von 10–20 % taxiert, bei mittelschwerer Leistungsbeeinträchtigung auf 30–50 %, während schwere Leistungsbeeinträchtigungen auf 60–100 % kommen. Mehrhoff et al. (2005) ergänzen diese doch recht diffuse Einstufung durch den Bezug auf fokale Defizite (z. B. Aphasien) um etwas höhere MdE-Prozentsätze bei den verschiedenen Schweregraden.

Wichtige Unterschiede, die auf unterschiedliche Rechtsgrundlagen zurückgehen, bestehen zwischen gesetzlichen und privaten Unfallversicherungen. Bei den gesetzlichen Unfallversicherungen spielt für die Beurteilung sowohl das primäre Leistungsniveau als auch das Anspruchsniveau der ausgeübten Tätigkeit eine Rolle. Private Unfallversicherungen sehen nach ihren Versicherungsbedingungen meist nur einen Vergleich mit der Referenzpopulation bezüglich Alter und Geschlecht vor. Auch psychoreaktive Faktoren sind für die Einstufung unerheblich. Haftpflichtversicherungen hingegen müssen für alle Folgen einer Unfallverletzung aufkommen, einschließlich psychoreaktiver Faktoren und einschließlich Einbußen an Lebensqualität. Wenn Auftraggeber auch hier eine MdE-Einstufung verlangen, so kann es sich hier folglich nicht um denselben Rechtsbegriff wie bei Unfallversicherungen handeln (Wilhelm und Roschmann 2007).

Der neuropsychologische Gutachter wird meist als Zusatzgutachter beauftragt (etwa vom Unfallchirurgen oder vom Neurologen), in jüngerer Zeit aber auch vermehrt als Hauptgutachter in Anspruch genommen. Der Zusatzgutachter berichtet an den Hauptgutachter (wobei es üblich ist, parallel auch schon den Auftraggeber vom Ergebnis zu informieren), der Hauptgutachter integriert die von ihm in Auftrag gegebenen Zusatzgutachten in eine Gesamteinschätzung. Dessen ungeachtet empfiehlt es sich, auch als Zusatzgutachter aufgrund des beurteilten Sachverhalts eine eigene MdE-Einstufung vorzunehmen.

Sehr detaillierte und praktisch umsetzbare Empfehlungen für die Bearbeitung gutachterlicher Fragestellungen bis hin zur Honorierung finden sich bei Wilhelm und Roschmann (2007) sowie Hartje (2004).

Ein gutachterlich schwieriges Thema ist die Beurteilung der Fahrtauglichkeit nach Schädelhirnverletzung. Grundsätzlich ist jeder Schädelhirnverletzte verpflichtet, vor Wiederaufnahme des Autofahrens durch fachliche Begutachtung nachzuweisen, dass er die hierfür erforderlichen Schwellenwerte in den relevanten Leistungsbereichen erfüllt. Eine vollständige Darstellung des Themas würde hier den Rahmen sprengen; eine umfassende Beschreibung der Thematik findet sich bei Niemann und Hartje (2015) sowie bei Küst (2006) oder bei Dettmers und Weiller (2004). Wichtig erscheint hier allerdings der Hinweis, dass nach Schädel-Hirn-Trauma eine besonders sorgfältige und breit angelegte Untersuchung angezeigt ist; über die ansonsten praktizierten diagnostischen Verfahren zur Beurteilung der Fahrtauglichkeit hinaus (und auch über die Fahrprobe hinaus) ist sehr kritisch zu prüfen, inwieweit der Hirnverletzte in unübersichtlichen Situationen adäquat handelt und inwieweit er eigene Ermüdung oder Unwohlsein registriert und die erforderlichen Konsequenzen zieht. Bestehen hier Zweifel, ist die Fahrtauglichkeit nach einem Schädel-Hirn-Trauma zu negieren, auch wenn aus partizipationsorientierter Perspektive das »Wieder-Fahren-Können« ein noch so verlockendes Ziel sein könnte.

8 Neuropsychologische Therapie

Wir unterscheiden in der neuropsychologischen Therapie drei Wirkmechanismen, die zu einer Leistungsverbesserung führen können. Am nächsten am Begriff Heilung liegt erstens die Restitution der beeinträchtigten Funktionen; entsprechende ICF-bezogene Ziele liegen auf der Ebene der Körperstrukturen und -funktionen. Nicht wiederherzustellende Funktionen können zweitens durch kompensationsorientierte Strategien angegangen werden. Bleibt eine Diskrepanz zwischen Anforderungsprofil und Leistungspotenzial trotz optimierter Lösungsstrategien, ist als dritte Möglichkeit Adaptation unumgänglich, gelegentlich auch in Form von Substitution. In der ICF würden wir hier am ehesten von partizipationsorientierter Zielsetzung sprechen, auch wenn die beiden ersten Strategien natürlich ebenfalls wichtige Beiträge zur Teilhabe leisten (▶ Abb. 8.1).

Restitutionsorientiertes Vorgehen ist vor allem in der Phase kurz nach dem Trauma unumgänglich, zum einen, weil dieses Zeitfenster hierfür gute Chancen einräumt, zum anderen, weil kaum ein Patient bereit wäre, in diesem Stadium auf die Aussicht auf Heilung zu verzichten und Hilfsmittel auf Dauer zu akzeptieren. Theoretisch fundiert ist die Restitution durch die Annahme von Regeneration geschädigter Gewebsstrukturen/neuronaler Systeme aufgrund der Plastizität des ZNS. Das Gehirn wird als dynamisches System verstanden, das sich in Abhängigkeit von alltäglichen Erfahrungen oder Aktivitäten kontinuierlich verändert. Eine Funktionswiederherstellung kann natürlich auch spontan erfolgen

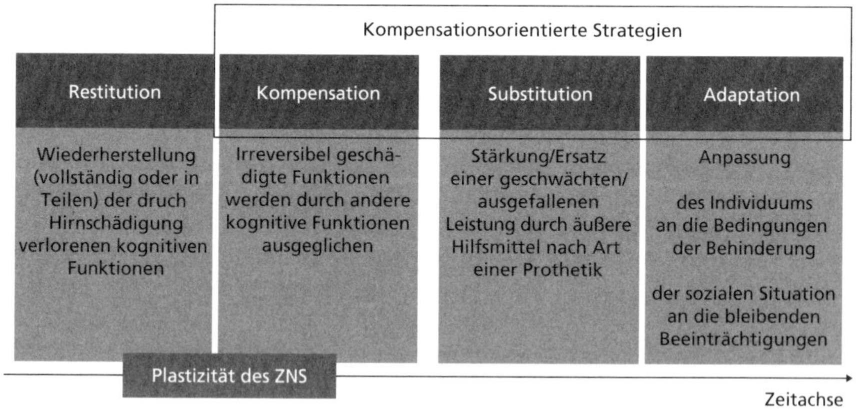

	Kompensationsorientierte Strategien		
Restitution	Kompensation	Substitution	Adaptation
Wiederherstellung (vollständig oder in Teilen) der druch Hirnschädigung verlorenen kognitiven Funktionen	Irreversibel geschädigte Funktionen werden durch andere kognitive Funktionen ausgeglichen	Stärkung/Ersatz einer geschwächten/ ausgefallenen Leistung durch äußere Hilfsmittel nach Art einer Prothetik	Anpassung des Individuums an die Bedingungen der Behinderung der sozialen Situation an die bleibenden Beeinträchtigungen

Plastizität des ZNS ⟶   Zeitachse ⟶

Abb. 8.1: Abgrenzung restitutions-, kompensations- und adaptationsorientierter Strategien

(Spontanremission), kann aber durch spezielle therapeutische Maßnahmen noch unterstützt oder auch überhaupt erst initiiert werden. Zahlreiche Studien haben gezeigt, dass durch gezielte sensorische, motorische oder kognitive Stimulation die synaptischen Verbindungen eines geschädigten neuronalen Netzwerks reaktiviert werden und somit die Funktionen dieses Netzwerkes teilweise oder vollständig wiederhergestellt werden können. Allerdings gilt dies nicht für alle kognitiven Funktionen in gleichem Maße. Studien zeigen z. B. ein gutes Restitutionspotenzial bei Störungen der Aufmerksamkeitsselektivität, in Grenzen auch der Intensität, dagegen wenig bis gar keine Effekte auf der Ebene der Gedächtnisleistungen. Eine sehr umfassende und immer noch aktuelle Darstellung der relevanten Wirkmechanismen und der Möglichkeiten und Grenzen von Restitution findet sich bei Gauggel (2003).

Von entscheidender Bedeutung ist, dass die Stimulation störungsspezifisch ist, das heißt, am tatsächlich vorliegenden Problem auf der Ebene des aktuell verfügbaren Leistungsniveaus ansetzt (Sturm et al. 1997). Als Effekt können wir uns die Bildung neuer Synapsen im Umfeld des geschädigten Systems durch intensive, hochfrequente und längerfristig durchgeführte Übungen vorstellen. Unabhängig von den obengenannten Einschränkungen ist dafür engagierte und intensive Mitarbeit des Patienten erforderlich, was eine mindestens ansatzweise vorhandene Störungseinsicht voraussetzt. Den adäquaten Ansatzpunkt vermittelt uns eine präzise neuropsychologische Diagnostik. Hieraus leitet sich ein hierarchisch und systematisch aufgebautes Trainingsprogramm ab.

Bei professionellen neuropsychologischen Interventionen erwarten wir darüber hinaus nicht nur aufgabenspezifische Übungseffekte, sondern eine Generalisierung auf ähnliche Anforderungen mit Alltagsbezug und eine langfristige Stabilität des erreichten Leistungsniveaus.

Aus diesen Einsichten heraus kann die Anwendung unspezifischer Stimulation als Therapie nicht empfohlen werden (Gauggel 2003). Allgemeine, nicht zielgerichtete sensorische, motorische und soziale Anregungen durch Angehörige, Pflegekräfte, technische Apparate oder Tiere zur Verbesserung der Ansprechbarkeit eines Patienten mögen eine gewisse Wirkung entfalten, es handelt sich bei solchen Maßnahmen jedoch um die Vermeidung einer sensorisch unterfordernden Umgebung mit all ihren nachteiligen Effekten, nicht um professionelle therapeutische Interventionen. Das gilt auch für den unreflektierten Einsatz kognitiver Trainingsprogramme generell (vgl. etwa Ruff et al. 1994). Ein wirksames Trainingsprogramm muss genau am defizitären Problembereich auf dem testdiagnostisch erfassten aktuellen Niveau ansetzen. Sturm (2005) hat wiederholt darauf hingewiesen, dass ein Abweichen von dieser Regel zu Leistungsverschlechterungen führen kann. Sogenannte ganzheitliche Interventionen, wie sie von geringer qualifizierten Therapeuten gerne propagiert und praktiziert werden, sind somit von eher fragwürdigem Nutzen. Ob diese Einsicht den Therapeuten allerdings dazu veranlassen muss, dem Patienten vom spontan betriebenen Kreuzworträtsellösen abzuraten, muss jeder selbst entscheiden, immerhin sind dies aktive Coping-Versuche, die nur bei Vorliegen besserer Alternativen kritisiert werden sollten.

Störungsbereiche, die einer Restitution weniger zugänglich sind, erfordern kompensatorische Strategien, die auch dann in den Vordergrund rücken, wenn das Restitutionspotenzial ausgeschöpft ist (Prigatano 2003). Ein klassisches Feld für kompensationsorientiertes Vorgehen ist die neuropsychologische Gedächtnistherapie, in der das Hauptgewicht auf der Vermittlung notwendigen Wissens über Gedächtnisprozesse und dem Einüben geeigneter Merkstrategien liegt (Unverhau 1998). Noch mehr gilt dies für Anpassungsprozesse, die in der Regel mit Verzicht auf wichtige Lebensziele einhergehen. Hier nähert sich die neuropsychologische Therapie den Inhalten klassischer psychotherapeutischer Interventionen, ohne dass hierfür auf spezifisch neuropsychologische Fachkompetenz verzichtet werden könnte.

Betrachtet man den zeitlichen Behandlungsverlauf ab dem Zeitpunkt der Verletzung, so verschieben sich die strategischen Gewichte zunehmend weg von restitutionsorientiertem Vorgehen hin zu Kompensation und Anpassung. Initial besteht ein effektives Zeitfenster für wiederherstellendes Üben und zugleich ein ausgesprochen ungünstiges Zeitfenster für Bemühungen, den Schädelhirnverletzten mit seinen Verletzungsfolgen aussöhnen zu wollen. In späteren Phasen können Übungen an Wirkung verlieren, dadurch kann die Bereitschaft wachsen, Bestehendes zu akzeptieren und Kompromisse einzugehen.

Der Strategiewechsel bringt auch eine Verschiebung weg von einer defizitorientierten Betrachtungsweise hin zu einer Suche nach Ressourcen mit sich; wertvolle Anregungen für diesen Konzeptwechsel liefern Wendel et al. (2005). Der Patient wird nicht mehr »repariert«, sondern im Rahmen seiner noch bestehenden Möglichkeiten im Hinblick auf alltagsrelevante Ziele gefördert. Das bedeutet eindeutig nicht, dass die Integration in Beruf und sozialen Rahmen erst dann in Angriff genommen werden kann, wenn alle Probleme behoben sind und der Patient keine Störungen mehr aufweist, sondern dass es gilt, die Integrationsplanung am bestehenden Fähigkeitsprofil auszurichten (Fries et al. 2007). Hierfür den geeigneten Zeitpunkt zu finden, ist eine Abwägung, bei der professionelle Einschätzungen hinsichtlich einer Abflachung der Remissionskurve ebenso eine Rolle spielen wie die Bedürfnislage der Betroffenen selbst.

8.1 Der therapeutische Vertrag, Umgang mit Denial und Unawareness

Therapeutische Interventionen bei Menschen mit Schädel-Hirn-Trauma bedürfen wie auch andere psychotherapeutische Maßnahmen generell einer therapeutischen Vereinbarung. Auch wenn in einer behandelnden Einrichtung strukturierte Therapieprogramme vorliegen mögen, so befreit das in keiner Weise von einer Absprache zwischen Patient und Behandler über Ziele, verwendete Methoden und zu investierenden zeitlichen Umfang. Aus der Psychotherapie ist bekannt, dass ein Fehlen einer solchen Vereinbarung zu einer ungünstigen und ineffektiven therapeutischen Beziehung führt, in der Ziele unabgestimmt bleiben und in der der Therapeut Verantwortung für das Tun und Wollen des Patienten übernimmt, anstatt ihn eigenverantwortlich einzubinden. Unabhängig davon ist es auch unethisch, dem Patienten ohne Mitsprachemöglichkeit Behandlungszeit zuzumuten, die er selbst möglicherweise ganz anders nutzen möchte.

Unterscheidungsmerkmale verschiedener Formen von Störungseinsicht

Unawareness (Anosognosie)
- Negativsymptom
- Ursache organisch
- Reaktion auf negatives Feedback:
- neutral
- kaum emotional
- überrascht

Denial (Verleugnung/Verdrängung)
- Positivsymptom
- Psychische Reaktion auf Defizite (Coping)
- Reaktion auf negatives Feedback:
- Abwehr
- Ärger
- Erklärungsversuche

Nicht nur nach Schädelhirnverletzungen ist die Einhaltung dieser Grundregel häufig durch eine mangelnde Störungseinsicht erschwert. Jeder Betroffene hat zunächst einmal das Recht, Befindlichkeits- und Fähigkeitsstörungen auszublenden, solange er dies zur Erhaltung seiner psychischen Integrität benötigt. Auf dieser Grundlage ist es oft schwierig, ein therapeutisches Bündnis zu schließen. Viele frisch verletzte Patienten negieren oder bagatellisieren ihre Symptome und tendieren hauptsächlich dazu, möglichst bald wieder nach Hause entlassen zu werden, um in der geschützten persönlichen Atmosphäre noch besser wieder auf die Beine zu kommen. In dieser Gemengelage gibt es »Unübersehbares« und »Übersehbares«: Das Vorliegen einer Hemiplegie wird weniger geleugnet als das Vorliegen kognitiver Probleme, die zudem häufig als persönlich kompromittierend erlebt würden, wenn ihre Wahrnehmung denn zugelassen würde. Die Existenz testdiagnostischer Daten zur Konfrontation mit bestehendem Behandlungsbedarf hilft in dieser Situation wenig bis gar nicht; Testergebnisse werden dann eher als irrelevant dargestellt oder mit der Begründung, derlei habe man noch nie gekonnt, in ihrer Bedeutung abgewertet.

Ein Spezifikum bei Menschen mit Schädel-Hirn-Traumen ist die hohe Verbreitung einer weiteren Spielart fehlender Störungswahrnehmung, die auf mangelnder Kritikfähigkeit beruht. Während die bisher genannte Beeinträchtigung eher als mangelnde Kritikbereitschaft zu werten ist und je nach therapeutischer Schule unter den Begriffen Denial, Verleugnung oder Verdrängung gehandelt wird, handelt es sich hier um den Effekt eines kognitiven Problems, das wir mit Unawareness bezeichnen. (Prigatano und Schacter 1991). Auch andere neurologische Schädigungen können eine Unawareness hervorrufen; besonders bekannt ist die fehlende Störungswahrnehmung bei Hemineglect nach Mediainsulten rechts, aber auch das fehlende Störungsbewusstsein bei Patienten mit amnestischen Störungen nach Herzstillstand, denen schlicht die Behaltensspanne fehlt, um ihr Defizit als überdauerndes Phänomen zu registrieren. Während bei diesen Störungsbildern Teile des sensorischen Systems den Defekt hervorrufen, ist es

Tab. 8.3: Gegenüberstellung von Selbst- und Fremdeinschätzung (adaptiert nach Burgess und Robertson 2002)

Symptome	Patienten (%), die Probleme berichten	Caregiver (%), die Probleme berichten
Planung	16	48
Unsicherheit in sozialen Regeln	13	38
mangelnde Selbstreflexion	17	39
mangelnde Anteilnahme	9	26
Euphorie	14	28
Aggressivität	12	25
mangelnde Entscheidungsfreudigkeit	26	38
mangelnde Hemmung	11	21
Ablenkbarkeit	32	42
Perseverationen	17	26
verflachter Affekt	14	23

nach Schädel-Hirn-Traumen der Verarbeitungsprozess selbst, der nicht gelingt, die Unfähigkeit, Rahmenbedingungen in ihrer Gesamtheit zu erkennen und in ihrer Wirkung adäquat zuzuordnen aufgrund einer Störung der zentralen Exekutive. Aus diesem Grund ist Unawareness nach Schädelhirnverletzungen besonders verbreitet.

In beiden Fällen könnte es naheliegen, auf eine partnerschaftliche therapeutische Vereinbarung zu verzichten und die zu treffenden Maßnahmen einseitig festzulegen. In Teilen kann es in der Tat unausweichlich sein, für einen bestimmten Zeitraum Verantwortung für den Patienten zu übernehmen. Eine Neglecttherapie beispielsweise kann kaum jemals auf Störungseinsicht und eine eigenverantwortliche Entscheidung des Betroffenen aufbauen, diesem Problem zu Leibe rücken zu wollen. An diese Stelle tritt die fachliche Einschätzung des Therapeuten, verbunden mit der Empfehlung an den Patienten, dieser zumindest für einen bestimmten Zeitabschnitt »blind« zu folgen. Damit dies funktioniert und nicht in eine dysfunktionale symbiotische Therapeut-Patient-Beziehung abgleitet, muss die Beziehung so gestaltet werden, dass der Therapeut als Fachmann wahrgenommen wird, der weiß, was er tut, der so weit wie möglich im Interesse des Betroffenen handelt und jederzeit bereit ist, die Motivationslage des Patienten in seine Handlungsweise einzubinden, der aber bei alledem stets den Patienten als Partner behandelt und ernst nimmt und ihm zu jedem Zeitpunkt das Maß an Eigenverantwortung zurückgibt, das dieser ausüben kann, kurzum: eine tragfähige therapeutische Beziehung.

Der therapeutische Umgang mit Unawareness profitiert auf der einen Seite davon, dass dieses Problem in der Regel frei ist von emotionaler Beteiligung.

Gleichzeitig ist dieser Punkt ein durchaus taugliches Differenzialdiagnostikum zwischen Unawareness und Denial, da Konfrontationsversuche bei Denial in aller Regel heftige Gegenreaktionen auslösen, die dem eigenen Schutz dienen. Während hier also ein behutsamer Umgang mit dem Problem bedeuten kann, auf Leistungskonfrontationen zumindest zeitweilig ganz zu verzichten (und das bei dem Zeitdruck, den uns die extrem kurzen Verweildauern in der Anschlussheilbehandlung machen), ist bei Unawareness keine entsprechende Vorsicht erforderlich. Allerdings können wir kaum erwarten, dass der Patient selbst angemessene Schlussfolgerungen aus seinen Testleistungen zieht und damit das Einsehen lernt.

Bei der Vereinbarung von Therapiezielen ist es sinnvoll, partizipationsorientierte Ziele vorzuschlagen. Die vom Patienten selbst oft bevorzugte Variante der Wiederherstellung des (idealisierten) prätraumatischen Zustands ist meistens unrealistisch und daher in der Praxis kaum umsetzbar. Praktikable Alternativen sind etwa die Wiederherstellung der Fahrtauglichkeit, eine Form beruflicher Reintegration oder auch nur die Fähigkeit, wieder selbstständig zu leben und Behördengänge oder Geldgeschäfte eigenverantwortlich abzuwickeln.

8.2 Therapie kognitiver Störungsbilder

Die folgenden Ausführungen beschränken sich auf grundsätzliche Vorgehensweisen. Dabei geht es um Grundregeln des therapeutischen Handelns. Auf Empfehlungen bestimmter Trainingsprogramme wird an dieser Stelle bewusst verzichtet. Zum einen sind solche Empfehlungen in der Praxis rasch überholt, sobald neue Studien vorliegen; zum anderen scheint es zumindest für den erfahrenen Therapeuten durchaus sinnvoll, auf ein noch nicht evaluiertes Trainingsprogramm zurückzugreifen, wenn er sich davon überzeugen konnte, dass das Programm an der vorliegenden Problemlage ansetzt und ein überzeugendes Konzept aufweist (möglichst viele Parameter feinstufig variierbar). Auch wenn es naheliegt, einem Berufsanfänger die Verwendung evaluierter Therapieprogramme zu empfehlen, so sollte dennoch nicht übersehen werden, dass auch weit verbreitete Programmpakete (PC-gestützt oder manualisiert) eine nach heutigen Kenntnissen eher schwache theoretische Bindung an bestehende Konstrukte haben.

8.2.1 Aufmerksamkeitstherapie

Die Therapie von Aufmerksamkeitsstörungen leitet sich eng aus den entsprechenden diagnostischen Ergebnissen ab. Einer restitutionsorientierten Therapie sind vor allem Störungen der Aufmerksamkeitsselektivität gut zugänglich (Stathopoulou und Lubar 2004). Die Methode der Wahl sind computergestützte

Trainingsprogramme, soweit sie feinstufig genug an das Ausgangsniveau und an erzielte Fortschritte angepasst werden können. Dabei wird mit einfachen Entscheidungssituationen ohne Zeitdruck begonnen, bei Erfolg wird die Komplexität gesteigert und wachsender Zeitdruck hinzugenommen. Problematisch ist bei den Entwicklungstendenzen einschlägiger Programme ein zunehmender Schwerpunkt auf Entertainment-Aspekte der Aufgaben, die mit motivierenden Effekten begründet werden, aber gelegentlich die Konstruktübereinstimmung etwas verwässern.

Ein Aufmerksamkeitstraining benötigt zwingend eine hohe Übungsfrequenz, um wirksam zu sein. Eine Übungssitzung pro Woche ist hierfür nicht ausreichend; tägliches Üben (im Idealfall mehrmals täglich) ist sinnvoll, aber im Klinikkontext selten zu realisieren, schon gar nicht im ambulanten Setting. Eine mögliche Abhilfe besteht in eigentrainingsfähigen Programmen; das zeitweilige Üben ohne Anwesenheit eines Therapeuten setzt jedoch ein hohes Maß an wiedergewonnener Stabilität ohne Gefahr der Selbstabwertung bei Misserfolgen beim Patienten voraus.

Klinische Untersuchungen an chronifizierten Patienten belegen eine Wirksamkeit des Aufmerksamkeitstrainings auch Jahre nach der Verletzung und ermutigen zu regelmäßigen »booster sessions« (zeitlich konzentriertem Auftrainieren); vgl. etwa Gray et al. (1992) und Sohlberg et al. (2000), wobei letztere hauptsächlich Effekte bezogen auf Lebensqualität und soziale Rolle gefunden haben. Ähnliche Effekte wurden in einer eigenen Studie nachgewiesen (Röhring et al. 2004).

Auch Störungen der Aufmerksamkeitsteilung sind einer restitutionsorientierten Therapie gut zugänglich. Neben einer Vielzahl von Studien im Arbeitsbereich von Walter Sturm (Aachen) zeigen dies auch Arbeiten im Umfeld der Autoren (Kühlwein 2006; Röhring et al. 2004; Kulke 2007). Kühlwein konnte nachweisen, dass das Trainingsprogramm DIVTRAIN von Kulke und Schellig (1995) im intendierten Zielkriterium Sorgfalt positive Effekte erzielen kann, die sich in der TAP abbilden. In den Studien von Kulke (2007) konnte gezeigt werden, dass sich eine gewachsene Aufmerksamkeitsteilungs-Kompetenz auch in einem Transfer auf andere Aufgaben auswirkt.

Schwieriger ist eine restitutionsorientierte Therapie der Aufmerksamkeitsintensität, zumindest dann, wenn sie nicht auf einen Antriebsmangel als Folge einer exekutiven Störung zurückgeführt werden kann. Um dies zu verstehen, ist es sinnvoll, sich mit Regulationsvorgängen der Intensität auseinanderzusetzen. Jedes Individuum hält ohne direktes Vorliegen einer externen Anforderung ein Maß an Aktivierung und Anspannung vor, das ihn reaktionsbereit hält (tonische Alertness/Wachheit). Treten Hinweise externaler oder internaler Quellen auf, die bevorstehende erforderliche Aktivität anzeigen, gelingt eine phasische Anhebung der Alertness für wenige Sekunden. Studien konnten nachweisen (Ponsford und Kinsella 1992; van Zomeren und Brouwer 1994), dass die phasische Anhebung grundsätzlich auch nach Schädel-Hirn-Trauma möglich bleibt. Wenn das überdauernde Aktivierungsniveau für bestehende Anforderungen nicht ausreicht, wird auch phasische Aktivierung eingesetzt, in diesem Fall jedoch repetitiv und in kurzen Intervallen, was zu einem enormen Energieverschleiß und vorzeitiger Ermüdung führt. Im Extremfall (unkompensiert) ist schon nach wenigen Minuten ein Maß an Erschöpfung erreicht, das keine produktive Aktivität mehr möglich macht.

Die adäquate therapeutische Strategie bei diesem Problem ist adaptiv. Der Patient muss lernen, frühe Symptome von Ermüdung zu erkennen und darauf angemessen zu reagieren, entweder in der Weise, dass er Druck aus der aktuellen Situation nimmt, oder durch Einlegen einer kurzen Pause, die ihn wieder stabilisiert. Die dadurch entstehenden Arbeitsrhythmen sind allerdings oft inkompatibel mit betrieblichen Pausenregelungen, so dass allenfalls sehr individuell vereinbarte Arbeitsmuster (oder Heimarbeit) eine Erwerbsunfähigkeit verhindern können.

Die Therapie des visuellen Neglects füllt buchstäblich Bände. Da es sich hier nicht um einen Störungsschwerpunkt nach Schädel-Hirn-Trauma handelt, mögen hier einige grundsätzliche Anmerkungen genügen; Ausführungen im Detail finden sich u. a. bei Kerkhoff (2003) oder in der Leitlinie der AWMF zur Raumkognition (Karnath und Zihl 2012).

Klassischerweise wird der Neglect mit kompensationsorientierten Übungen behandelt (Antonucci et al. 1995; Weinberg et al. 1977). Teilweise unter Zuhilfenahme von Explorationshilfen und Markierungen wird eine vollständige Exploration eingeübt, Suchstrategien werden optimiert (vom defekten zum gesunden Bereich), systematisches und sorgfältiges Arbeiten als Gegenmaßnahme zum häufig oberflächlich-kursorischen Stil des Neglectpatienten trainiert. Der implizite Nachteil dieser Methodik besteht darin, dass ihre Wirksamkeit im Alltag vom spontanen Einsatz durch den Patienten abhängt, den dieser wegen mangelnder Einsicht in das Problem häufig nicht praktiziert. Vor diesem Hintergrund wurden zahlreiche Alternativmethoden entwickelt, deren Wirkung weniger abhängig vom intentionalen Einsatz des Patienten sein sollte – Nackenmuskelvibration (Schindler et al. 2002), kalorische Stimulation (Adair et al. 2003), Magnetstimulation, Optokinetik (Kerkhoff et al. 2001; Pizzamiglio et al. 2004), Prismenbrillenadaptation (Rosetti et al. 1998; Frassinetti et al. 2002); die Auswahl ist sicher unvollständig. Andere Forscher setzen auf intensives Alertnesstraining zur Steigerung der Spontankompensation (Robertson et al. 1998).

Da es sich beim Neglect um ein Problem der räumlichen Aufmerksamkeitsverteilung handelt, das klinischen Beobachtungen zufolge besonders bei dichter und reichhaltiger Stimulation im gesunden Halbfeld auftritt, sind hinreichende basale Aufmerksamkeitsleistungen eine elementare Voraussetzung für das Gelingen jeglicher Kompensation. Ein Neglecttraining bei stark aufmerksamkeitsreduzierten Patienten ist daher allenfalls nach einem wirksamen Aufmerksamkeitstraining sinnvoll.

8.2.2 Therapie exekutiver Funktionsstörungen

Wie schon im Diagnostikkapitel erläutert, liegt hier ein Störungsschwerpunkt nach Schädel-Hirn-Trauma vor, der besondere Aufmerksamkeit verdient. Zur

Ableitung geeigneter Therapieverfahren ist eine detaillierte Diagnostik und genaue Beschreibung der vorliegenden Dysfunktion unabdingbar. Therapeutische Ansätze beschreiben etwa Cicerone und Giacino (1992) in Form von Selbstinstruktionen und Self-Monitoring oder Alderman et al. (1995). Von daher sollten curriculare Programme, wie sie auf dem Buchmarkt existieren, nicht unbedingt schematisch abgearbeitet werden, sondern eher als Sammlung für passende Übungen dienen. Eine anschauliche und breite Darstellung der therapeutischen Möglichkeiten findet sich bei Harth et al. (2005) und Müller et al. (2011), sinnvolle Interventionsformen sind u. a. bei Pechtold (2000), Finauer (2007) oder Müller (2013) nachzulesen.

Exekutive Störungen sind in erster Linie ein Feld für kompensatorische, mehr noch für adaptive Interventionen; Restitution findet hier kaum statt. Auf kompensatorischer Ebene kann es bei diskreteren Ausprägungen helfen, ein sogenanntes Problemlösetraining durchzuführen (von Cramon et al. 1991). Konkret bedeutet dies, nach Identifizierung des vorliegenden Schwachpunkts das Problemlöseverhalten in geeigneter Weise zu modifizieren. Resultieren die Fehlleistungen aus oberflächlicher, wesentliche Details übersehender Problemanalyse, helfen Erfassungsschemata mit konkreten Verhaltensanweisungen weiter, unterstützt durch Bearbeitungstechniken wie Hervorheben von Wichtigem und Streichen von Erledigtem. Liegt die Ursache in fehlenden und auch nicht kreativ herzustellenden Lösungsschemata, so kann das Einüben der Verwendung gängiger Muster (tabellarisches Ordnen, Visualisieren des Zeitablaufs etc.) helfen, die Informationsmenge zu reduzieren und einen verbesserten Überblick herzustellen. Überwiegt starres Festhalten an bestehenden Lösungsmustern, hilft ein Abfrageschema nach wichtigen Parametern, jede Aufgabe als neu zu begreifen. Wenn erhöhte Impulsivität vorliegt, wirken hemmende, Entscheidungen ermöglichende Interventionen vor jeder Aktion (Pacing) weiter.

Auf Grenzen stoßen solche Interventionen an drei Punkten: Zum einen ist es exekutiven Störungen zu eigen, dass ein Transfer gelernter Muster auf veränderte Situationen meist nicht gelingt, so dass Übungsergebnisse oft aufgabenspezifisch bleiben. Dies wird (zum anderen) weiter erschwert durch eine geringe Einsicht in das Problem selbst, so dass die Relevanz des Einsatzes gelernter Strategien meist unterschätzt wird und zugunsten spontaner Handlungsweisen aufgegeben wird. Zum Dritten wirken bei stärker ausgeprägten Störungsbildern die beiden genannten Faktoren in einem Ausmaß zusammen, das therapeutische Fortschritte weitgehend unterbindet. Dies zeigt sich in besonderer Weise bei Versuchen, Menschen nach einem Schädel-Hirn-Trauma mit stärkeren Beeinträchtigungen wieder in das Arbeitsleben einzubinden. Hier wirken am ehesten adaptiv orientierte Maßnahmen im Sinne einer leidensgerechten Gestaltung des Arbeitsplatzes und vor allem der Arbeitsinhalte; besonders geeignet sind Arbeiten mit hohem Routineanteil und wenig Entscheidungserfordernissen. Insbesondere solche Menschen mit Schädelhirnverletzungen, die aus qualifizierten Berufen kommen, empfinden solche Tätigkeiten (obwohl sie real dem aktuellen Leistungsvermögen entsprechen) rasch als Zumutung und wollen in qualifiziertere Felder wechseln, wo sie dann rasch scheitern, wenn man dem Drängen nachgibt.

Ausgeprägte exekutive Störungen im Sozialverhalten erfordern spezifische Interventionen. Psychologische Methoden zur Verhaltensmodifikation sind hier besonders hilfreich (Müller 2013), z. B. Token-Economy-Techniken (vgl. Ayllon und Cole 2008), um eine konstante Verhaltensänderung zu erreichen. Eine wirksame Verbesserung exekutiver Funktionsstörungen benötigt allerdings häufig dauerhaft eine kontinuierliche externale Kontrolle. Das Idealziel psychotherapeutischer Maßnahmen, durch zeitlich begrenzte Interventionen eine auf Dauer funktionierende Veränderung zu erzielen, kann so oft nicht erreicht werden. Die Verhaltensmodifikation wird häufig erschwert durch mangelnde Einsicht, eine eingeschränkte soziale Wahrnehmung und die reduzierte Fähigkeit zum Transfer gelernten Verhaltens auf ähnliche Situationen. Im beruflichen Rahmen liegen hierin wesentliche Ursachen für eine misslingende Integration; nur selten sind Arbeitsverhältnisse anzutreffen, bei denen Kollegen und Vorgesetzte zu kontinuierlicher Verhaltenskontrolle bereit sind. Im privaten Umfeld fällt die kontrollierende Rolle meist den Partnern zu, wobei das Kontrollverhalten wenig kompatibel mit einer partnerschaftlichen Beziehungsstruktur ist; nicht nur dadurch sind Paarbeziehungen, in denen ein Partner schädelhirnverletzt wird, massiv belastet. Gelingt es nicht, das Beziehungsmuster den Erfordernissen anzupassen, droht Trennung und damit auch das Wegbrechen der Verhaltenskontrolle. Wenn die Anpassung gelingt, eventuell mit psychotherapeutischer Unterstützung, entsteht zwangsläufig eine ungleiche, an Eltern-Kind-Muster erinnernde Struktur, die keine gleichberechtigte Beziehung mehr möglich macht. Diese Struktur wird vom Patienten selten voll akzeptiert (dieser ist schließlich erwachsen) und lässt ihrerseits bei beiden Beteiligten Partnerschaftswünsche unerfüllt offen.

Um diese Probleme abzufedern, ist eine langfristige therapeutische Begleitung durch fachkompetente Neuropsychologen, die mit dem Patienten und seinem Umfeld Regeln definieren, Verhaltenskonsequenzen einhalten und immer wieder Adaptationen an veränderte Situationen erarbeiten können, sinnvoll und notwendig. Die Behandlungsfrequenz muss hier nur in der initialen Phase hoch sein, später kann sie sich den Alltagserfordernissen anpassen, muss jedoch flexibel genug gestaltet sein, damit auf nicht planbare Krisen durch Veränderung der Rahmenbedingungen möglichst schnell reagiert werden kann. Solch ein Interventionsbedarf kann lebenslang bestehen; die in der Richtlinie Ambulante neuropsychologische Therapie festgelegte 5-Jahres-Regel (es darf nur behandelt werden, wenn die Läsion nicht älter ist als fünf Jahre) deckt nur einen geringen Teil des Bedarfs ab.

8.2.3 Gedächtnistherapie

Wie bereits erwähnt sind genuine Störungen des Gedächtnisses (in Abgrenzung zu Aufmerksamkeitsdefiziten, die von Laien oft dem Gedächtnis attribuiert werden) einer restitutiven Therapie kaum zugänglich (Thöne-Otto und Markowitsch 2004). Da ist es hilfreich, dass sich viele der vom Patienten selbst bemerkten Gedächtnisprobleme nach klinischer Erfahrung als Aufmerksamkeitseffekte entpuppen, die von restitutionsorientiertem Üben deutlich mehr profitieren.

Dennoch ist von computergestützten Trainingsprogrammen etwa des verbalen Lernens nicht grundsätzlich abzuraten, solange man sie sinnvoll zur Generierung und Einübung individuell effektiver Strategien einsetzt. Die Vorgehensweise der Wahl ist, den Patienten mit Gedächtnisprozessen vertraut zu machen, ihm eine Auswahl geeigneter Merkstrategien an die Hand zu geben und deren situationsabhängig angepassten Einsatz einzuüben. Auch hier ist präzise Diagnostik zur Lokalisation des Problems unerlässlich, um therapeutisch an der richtigen Stelle anzusetzen und vor allem bestehende Ressourcen im Gedächtnisbereich optimal zu nutzen. So können etwa Visualisierungsstrategien bei relativ besseren visuellen Gedächtnisleistungen helfen, sprachliches Material zu organisieren und besser zu behalten. Eine gute Auswahl geeigneter Vorgehensweisen findet sich bei Finauer (2007). Die beschriebene Methodik verspricht Erfolg bei leicht- bis mittelgradigen Störungen und bei einem mindestens mittleren primären Bildungs- und Leistungsniveau bei gut erhaltener kognitiver Flexibilität. Stärker beeinträchtigte Patienten verbrauchen oft zu viele Ressourcen über die Anwendung der vermittelten Strategien, um erfolgreich zu sein. Mangelnde Flexibilität in Auswahl und Einsatz von Strategien führt zu sehr langdauernden Einprägeprozessen, die im Alltag wenig helfen.

Adaptive Möglichkeiten bieten hier externe Gedächtnishilfen (Thöne-Otto und Walther 2003; Sohlberg und Mateer 1989). Befürchtungen der Patienten, dass deren Einsatz, zum Verkümmern des Gedächtnispotenzials führt, kann durch entsprechende Aufklärung und die Vermittlung des relevanten Strategiewissens entkräftet werden. Im klinischen Einsatz hat sich bewährt, auf spontan gewählte oder schon vor dem Trauma praktizierte Hilfen zurückzugreifen und diese zu optimieren. Gerade für die Verwendung elektronischer Helfer mit Kalender und To-Do-Listen, für deren Wirksamkeit es aufgrund der aktiven Erinnerungsmöglichkeiten durch einen Alarm eine hohe wissenschaftliche Evidenz gibt (vgl. Jamieson et al. 2014), gilt, dass diese vor allem von solchen Patienten genutzt werden, die damit bereits vor der Erkrankung Erfahrung gemacht haben.

Bei Patienten mit schweren und chronischen Gedächtnisstörungen ist auch der Einbezug und die Aufklärung der Angehörigen von hoher Relevanz, um diesen ein Verständnis für die Einbußen des Betroffenen zu vermitteln. Zur Entlastung der Beziehungen kann es hilfreich sein, Angehörige dazu zu ermuntern, an Termine und Vorhaben aktiv viel häufiger zu erinnern, als sie es spontan tun würden.

8.2.4 Therapie visuell-räumlicher Störungen einschließlich Wahrnehmungsstörungen

Die Therapie von Gesichtsfeldausfällen ist prinzipiell auf zwei Wegen möglich: kompensationsorientiert durch Sakkadentraining und Lesetraining oder restitutionsorientiert durch Grenzzonenstimulation.

Die Methode des Sakkadentrainings existiert seit den späten 1980er Jahren, entwickelt von Zihl (Zihl und von Cramon 1982) und seitdem in breiter Anwendung. Die Wirkung liegt in der problemgerechten Anpassung einer ohnehin bestehenden automatisierten Routine, nämlich Sakkaden zur Blickfelderweiterung, die für die Kompensation eines großflächigen Ausfalls jedoch viel zu klein sind und daher in ihrer Größe durch Training angepasst werden müssen. Nachdem es sich um eine automatisierte Routine handelt, erfordert ihre Modifikation nicht nur Einsicht und Umsetzung, sondern repetitives Üben.

Im Lesetraining wird bei linksseitigen Ausfällen ein korrekter Zeilenwechsel eingeübt, oft unter Zuhilfenahme eines linksseitigen Ankerreizes (Lineal), der beim Wechsel aufgesucht werden muss. Bei rechtsseitigen Ausfällen resultieren die Probleme aus inkompletter Worterfassung (Kerkhoff et al. 1992): Die bei geübten Lesern praktizierte Vorgehensweise des Sprungs vom Wortanfang zum Wortende zur Identifikation des Wortes führt bei Patienten wegen des zu geringen erfassten Explorationsraums zu Fehlern, falschen Plausibilitätsergänzungen und letztlich zum »Verfranzen« im Text. Trainingsziele sind zumindest vorübergehend bewusst langsameres Lesen sowie die Vergrößerung der Explorationssprünge. Hierfür liegen geeignete computergestützte Verfahren vor, z. B. READ (Marquardt und Kerkhoff 2010) oder ARGUS (Rigling, www.rigling.de¬/updates/ms-dos-programme, Zugriff am 31.10.2016).

Störungen höherer visuell-räumlicher Funktionen sind als Folge eines Schädel-Hirn-Traumas nicht allzu häufig, sie scheinen übenden Verfahren allerdings recht gut zugänglich zu sein (Gordon et al. 1985; Young et al. 1983). Geeignete Vorgehensweisen orientieren sich an demselben Muster, das bei Aufmerksamkeitsstörungen zu empfehlen ist: Erfassung von Basisfunktionen durch präzise Diagnostik, Üben von basal nach komplex, von zweidimensional zu dreidimensional. Wertvolle Anregungen zur Behandlung auch seltenerer Störungsbilder (z. B. Balint-Holmes-Syndrom) finden sich bei Niedeggen und Jörgens (2005).

8.3 Therapie von Verhaltensauffälligkeiten

Menschen mit exekutiven Problemen fallen im Sozialverhalten oft durch soziale Grenzverletzungen, eine erhöhte Impulsivität und situationsunangemessene Verhaltensmuster auf. Die Therapie von Verhaltensauffälligkeiten bei Menschen nach Schädel-Hirn-Trauma leidet grundsätzlich unter dem Problem, dass diejenigen Hirnstrukturen, deren Störung für das inadäquate Verhalten verantwortlich ist, identisch ist mit dem Bereich, der bei Hirngesunden für Verhaltensanpassung und entsprechendes Monitoring zuständig ist. Im Grunde müsste somit ein defektes Netzwerk die Fähigkeit haben, sich selbst zu reparieren, eine zumindest bei gravierenden Schädigungen wohl eher unrealistische Erwartung.

Schwere organische Wesensänderungen sind daher durch Behandlungsverfahren, die auf Einsicht und aktive Veränderung des Verhaltens setzen, kaum zu verbessern. Das gilt auch für operante Methoden, die die Fähigkeit zur Antizipation positiver Konsequenzen verlangen, erst recht, wenn dabei ein Transfer auf ähnliche, aber in Details unterschiedliche Situationen notwendig wird. Die psychotherapeutische Methodik reduziert sich daher auf operante Prinzipien, und dies über einen längeren Zeitraum, um ein möglichst breites Spektrum an Situationen einbinden zu können. Studien beschränken sich häufig auf Einzelfalldarstellungen, die jedoch z. T. sehr lehrreich sind. So beschreiben z. B. Alderman und Kollegen (1999) eindrücklich, wie Patienten mit sehr ausgeprägten und chronifizierten Verhaltensstörungen durch klare Regeln und deren konsequente Verstärkung ein sozial angemessenes Verhalten lernen können. In den wenigen bisher praktizierten systematischen Lösungsversuchen für dieses Problem spielt die Token-Economy-Methodik eine zentrale Rolle.

Bei weniger schweren Schädigungen und milderen Formen organisch begründeter Verhaltensauffälligkeiten sind die Erfolgsaussichten psychotherapeutischer Interventionen auch außerhalb spezialisierter Institutionen günstiger; es gelten jedoch dieselben strukturellen Schwierigkeiten, die beispielsweise adäquates Verhalten in nicht trainierten Situationen eher unwahrscheinlich machen. Das von Kühne an der Asklepios Klinik Schaufling nach Vorlagen von Ben Yishay und Diller (2011) konzipierte Intensiv-Reintegrationsprogramm IRP intendiert einen entsprechenden Verhaltensaufbau im Rahmen einer konventionellen neurologischen Rehabilitationseinrichtung (http://www4.asklepios¬.com/asklepiosCMS/webpageUpload/700-337996__IRP_Infomappe_2011.pdf, Zugriff am 01.10.2016).

Für alle Schweregrade gilt, dass ein gewisses Maß an externaler Verhaltenskontrolle über lange Zeitspannen hinweg kaum zu entbehren ist. Eine rechtzeitige Einbindung von Bezugspersonen, die willens sind, diese Aufgabe zu übernehmen, ist daher sinnvoll.

8.4 Therapeutische Unterstützung der Unfall- und Behinderungsverarbeitung

Die Verarbeitung des Unfallgeschehens selbst ist vor dem Hintergrund zu sehen, dass Menschen beim Schädel-Hirn-Trauma das Bewusstsein verlieren und in der Regel unter einer (wenn auch manchmal kurzen) retrograden Amnesie leiden; das Unfallgeschehen selbst wird daher gar nicht erinnert. Für dissoziative Prozesse, die bei extremem Stress dabei helfen, die Situation zu überstehen, und die häufig zu therapiebedürftigen posttraumatischen Belastungsstörungen (PTSD) führen, scheint daher keine Veranlassung gegeben, auch wenn in der Literatur durchaus diskutiert wird, dass auch SHT-Patienten unter PTSD leiden können, trotz fehlender Erinnerung.

In der klinischen Praxis häufiger sind emotionale Reaktionen auf den Erinnerungsverlust selbst. Manche Patienten reagieren mit Verzweiflung und Angst auf den Umstand, die Unfallsituation nicht erinnern zu können, aus der sie gerne lernen würden, was sie künftig vermeiden müssen, um nicht wieder in eine solche Lage zu geraten. Sie versuchen, von Beteiligten ein Höchstmaß an Auskünften und Beschreibungen einzuholen; wenn Zeugen nicht verfügbar sind, werden eigene Erklärungsmuster generiert, beides mit dem Effekt, dass nach einiger Zeit Pseudo-Erinnerungen an die Stelle der Gedächtnislücke treten können. Sinnvoll ist in solchen Situationen, die Betroffenen mit der Unabänderlichkeit der Erinnerungslücke zu versöhnen und ihre Aktivitäten eher in Richtung Coping zu lenken.

Unabhängig von der Unfallverarbeitung leiden viele Menschen nach einem Schädel-Hirn-Trauma in gleicher Weise wie andere neurologisch Geschädigte unter den veränderten Lebensbedingungen, die eine sich entwickelnde Behinderung mit sich bringt. Dies gilt in besonderem Maße für die Phase, wenn die Heilungserwartung der Erkenntnis bleibender Schäden weicht. Auch hier sind die Behandlungsoptionen häufig durch exekutive Störungen eingeschränkt, Therapien sind zeitaufwendiger und langwieriger. Wegen der häufig geringeren Fähigkeit zu aktiver Anpassung ist auch hinsichtlich der Gestaltung der Rahmenbedingungen des Lebens deutlich mehr Unterstützung erforderlich, als man sie einem Hirngesunden anbieten würde.

Spezifische psychotherapeutische Behandlungstechniken sind für Menschen mit Schädel-Hirn-Trauma (noch) nicht entwickelt. Es gilt, erprobte Konzepte zu modifizieren, insbesondere hinsichtlich Ablauftempo und Wiederholungsraten den Ressourcen des Patienten anzupassen und auf Elemente zu verzichten, die ihm nicht zugänglich sind (etwa Self-Monitoring oder die Fähigkeit zum Perspektivenwechsel).

8.5 Behandlungsfrequenz und -dauer, Therapiesetting

Auf die Notwendigkeit hoher Behandlungsfrequenzen bei restitutionsorientiert-übender Behandlung (Aufmerksamkeit) oder der Modifikation bestehender Routinen (Gesichtsfeldkompensation) wurde bereits hingewiesen. Abgesehen von diesen Erfordernissen unterscheiden sich die erforderlichen Behandlungshäufigkeiten je nach Zeitraum seit der Verletzung und stationärem oder ambulantem Setting erheblich. In der Rehabilitationsklinik sind hohe Therapiefrequenzen schon wegen des begrenzten Aufenthaltszeitraums unerlässlich, um eine Anzahl von Therapieeinheiten zu erreichen, die überhaupt erst Fortschritte möglich macht. Einmal wöchentliche Termine, wie im ambulanten Rahmen durchaus üblich, würden in der Rehabilitation oft maximal vier bis fünf Termine insgesamt ermöglichen, die kaum für ein positives Behandlungsergebnis hinreichen können. Wenn irgend möglich, sollte ein Minimum von drei Terminen pro Woche angestrebt werden, bei kurzer Belastbarkeitsspanne und entsprechend verkürzten Terminen durchaus mehr.

Die neuropsychologische Behandlung in Gruppen ist nicht in allen Fällen ein Ergebnis gezielter therapeutischer Intentionen, sondern häufig ein Produkt ökonomischen Drucks vor dem Hintergrund begrenzter Stellenpläne und hoher erforderlicher Therapiefrequenz. Es wird keinem Therapeuten gelingen, solche Erfordernisse gänzlich zu ignorieren; umso wichtiger ist eine kritische Reflexion gruppentherapeutischer Chancen und Grenzen.

Ein großer inhaltlicher Vorteil gruppentherapeutischer Interventionen bei Schädel-Hirn-Traumen ist die Bereitstellung eines geschützten sozialen Trainingsumfelds; hier ist die Einzeltherapie in ihren Möglichkeiten sehr begrenzt. Sinnvoll sind das Sammeln sozialer Erfahrungen und die Wahrnehmung sowie das Verständnis von durch das eigene Verhalten ausgelösten Reaktionen in einer Gruppe, in der Konflikte das Sozialsystem nicht langfristig belasten müssen. Professionelle Begleitung hilft hier, Verhaltensmuster bewusst zu machen und soziale Reaktionen explizit einzuholen; dadurch wird dem Patienten, der sich mit der Interpretation kleiner Signale schwer tut, soziales Lernen erst wieder ermöglicht.

Ein weiterer Vorteil besteht bei adäquater Zusammensetzung der Gruppenmitglieder in der möglichen Erfahrung, dass keine stabile Leistungshierarchie vorliegt, sondern dass jeder die Erfahrung machen kann, bei der einen Anforderung besser abzuschneiden als die anderen, bei einer anderen vielleicht unterlegen zu sein. Die Differenzierung eines leistungsbezogenen Selbstbildes ist geeignet, depressiven Entwicklungen entgegenzuarbeiten.

Curriculare Inhalte wie die Vermittlung möglicher Merkstrategien oder der Gedächtnisfunktionen im Zusammenspiel lassen sich zudem problemlos ökonomisch in Gruppen vermitteln. Damit Gruppen ihre Vorteile nutzen können, sollten sie interaktiv gestaltet sein und möglichst alle Patienten einbeziehen. Die Gruppengröße muss an die Schwere der kognitiven Störungen sowie an die Heterogenität der Störungsbilder angepasst werden. Auch muss insbesondere bei Patienten mit Verhaltensauffälligkeiten die Gruppenfähigkeit sorgfältig geprüft werden, um zu vermeiden, dass andere Patienten durch diese gestört werden. Hier kann eine Einzeltherapie durch individualisierbare Vorgehensweise deutlich effektiver sein.

Im ambulanten Setting sind die Rahmenbedingungen hinsichtlich des Zeitdrucks eher umgekehrt. In der Regel ist der Zeitraum, in dem die Behandlungsstunden ablaufen, nicht begrenzt, jedoch sind mehr als zwei Behandlungseinheiten pro Woche selten zu organisieren. Mit zunehmender Verschiebung des therapeutischen Vorgehens hin zu kompensatorischen und adaptiven Strategien wird die Frequenz allerdings immer weniger bedeutsam. In späteren Phasen kann es sehr sinnvoll sein, die Behandlungsintervalle zunehmend zu strecken, die therapeutische Unterstützung auszudünnen, bis hin zu längeren Behandlungspausen. Bei den Patienten entstehen oft noch nach Jahren Interventionserfordernisse, etwa dann, wenn gut routinierte Abläufe durcheinanderkommen oder relevante Teile des Stützsystems wegbrechen.

Festgelegte Übungsabläufe finden sich für verschiedene Störungsbilder und unterschiedliche Behandlungsmodalitäten. Viele computergestützte Trainingsprogramme folgen einem festgelegten Ablauf, der nach Unterschreitung einer Maximalfehlerquote zum nächsten »Level« springt und im gegenteiligen Fall den übenden Patienten auf eine einfachere Stufe zurückstuft. Den Nutzen dieser Auto-Adaptivität, häufig als Vorteil herausgestrichen, kann man durchaus diskutieren; oft genug ist es für Patienten sehr frustrierend, wegen eines vorübergehenden »Formtiefs« abzusteigen. Für die Erhaltung der Therapiemotivation ist bei Stagnation des Trainings eine Anpassung der Programmparameter erforderlich oder es kann nützlicher sein, kurzfristige Ziele festzulegen und diese nach stabiler Erreichung neu zu definieren.

Solche Ablaufschemata finden sich in der Literatur (vgl. etwa Finauer 2007) auch für die Konzeption störungsspezifischer, aber auch ressourcenorientierter Gruppen. Neben der Möglichkeit, diese Programme als Aufgabensammlung zu verwenden und geeignete Übungen auszuwählen, ist durchaus die terminweise Abarbeitung der einzelnen Übungsblöcke vorgesehen. Insbesondere für Berufseinsteiger ohne umfangreiche Erfahrung können solche Programme recht hilfreich sein.

Die Länge der Behandlungseinheiten orientiert sich in erster Linie an der konzentrativen Belastbarkeitsspanne. Das Therapieziel der Vermittlung eines adäuqaten Pausenmanagments (notwendige Pausenfrequenzen, frühzeitiges Erkennen von Ermüdungssignalen) sollte in der Therapie selbst angewendet und geübt werden. In zweiter Linie müssen pragmatische Erfordernisse berücksichtigt werden, wie z. B. längere Transferzeiten aufgrund motorischer Behinderung in der Frühphase, zeitliche Vorgaben durch die Kostenträger oder in der ambulanten Therapie eine angemessene Relation zwischen Fahrtaufwand und Therapiezeit. Einer begrenzten Aufmerksamkeitsspanne muss daher innerhalb einer Behandlungseinheit Rechnung getragen werden, etwa durch eine entsprechende Anordnung von belastenden und weniger belastenden Aufgabenstellungen, durchaus auch durch Einschalten einer Entspannungsphase zwischendurch.

8.6 Eigentraining

Ein Training ohne Präsenz eines Therapeuten ist keine eigenständige Therapie, sondern eine in ein Therapieprogramm eingebettete flankierende Maßnahme, z. B. zur Steigerung der Trainingsfrequenz zur Erreichung von Teilzielen. Um Eigentraining in ein Therapieprogramm sinnvoll einbinden zu können, ist eine selbstständige Bearbeitung der Aufgaben (z. B. bei einem PC-gestüzten Training) crfordcrlich sowie die Fähigkeit, mit Misserfolgen alleine zurechtzukommen. Auch sollte der Trainingsfortschritt in regelmäßigen Abständen durch den Therapeuten überprüft werden, um ggf. Trainingsparameter oder -aufgaben anpassen zu können oder bei stagnierendem Trainingsfortschritt die Zeit und Energie besser in partizipative Bemühungen zu investieren.

Eigentraining ist als additive Maßnahme ausgesprochen sinnvoll und kann Teile der Therapiezeit für andere Problemstellungen freiräumen. Eigentraining jedoch als Ersatz für Therapie zu sehen, ist ein Irrweg, der zudem wesentliche Behandlungsziele von Patienten verfehlt. In der Studie von Röhring et al. (2004) zu teletherapeutischem Vorgehen gab die überwiegende Mehrzahl der Probanden an, ohne das Angebot begleitender Therapiesitzungen lieber auf das Programm insgesamt verzichten zu wollen.

8.7 Beendigung einer neuropsychologischen Therapie

Grundlage für die Beendigung einer Behandlung bildet der beschriebene therapeutische Vertrag. Ist ein Ziel zur Zufriedenheit von Patient und Behandler erreicht, ist es sinnvoll, die Therapie einvernehmlich abzuschließen. Wer sich in der Zieldefinition an partizipationsorientierte Kriterien hält, wird hier weniger Schwierigkeiten haben als derjenige, der zumindest implizit eine vollständige Gesundung im Sinne eines Ausbügelns aller Diskrepanzen zwischen Ist-Zustand und (idealisiertem) prätraumatischem Zustand versprochen hat; die letztere Variante ist real nie zu erfüllen. Die Autoren empfehlen hier Mut zu Konsequenz: Der mögliche Effekt, aus einem guten Ergebnis ein noch besseres Ergebnis zu machen, wiegt eher weniger schwer gegenüber der darin enthaltenen doppelbödigen Botschaft (»Sie sind sehr gut geworden, wir machen dennoch weiter, glauben Sie bloß nicht, ich wäre schon mit Ihnen zufrieden«). Erweist sich ein vereinbartes Ziel hingegen als unerreichbar, muss das weitere Vorgehen kritisch geprüft werden. »Mehr vom Gleichen« hilft selten und es gilt auch, den Betroffenen von permanenten Misserfolgserfahrungen zu entlasten. Wege der Wahl können modifizierte Ziele sein, aber auch die Setzung anderer Prioritäten außerhalb der Neuropsychologie oder aber die Arbeit an der Akzeptanz des Bestehenden. Gegebenenfalls kann auch eine Therapiepause oder die Beendigung der bisherigen Behandlungsvereinbarung die Konsequenz sein.

In der ambulanten neuropsychologischen Therapie stellt sich die Frage eines Behandlungsabschlusses wegen des längeren Zeitraums ungleich häufiger, sie stößt auf dieselben Schwierigkeiten. Hinzu kommt, dass sich die Betroffenen oft ein offenes Ende wünschen, sei es, weil sie die Beziehung schätzen, sei es, weil sie befürchten, ohne kontinuierliches Üben wieder zurückzufallen, oder auch weil die Akzeptanz eines Behandlungsendes mit dem Eingeständnis eines verbleibenden Defizits einhergehen kann. Der ersten Begründung kann durch eine zielorientierte sachbezogene Beziehungsgestaltung vorgebeugt werden, in der Integrationsaspekte eine wesentliche Rolle spielen (der Therapeut ist nicht

Teil des Integrationsrahmens). Der zweite Einwand ist nicht unberechtigt, erfordert jedoch vom Therapeuten eine Zielplanung, in der die zustandserhaltende Stimulation per se vorkommt, in der der Patient nicht unterfordert ist, sondern entsprechend seinen Möglichkeiten partizipieren kann. Das dritte Argument ist oft unausgesprochen das hartnäckigste, der Umgang damit ist Teil der Verletzungsverarbeitungshilfen, die der neuropsychologische Psychotherapeut leisten muss.

Ein Behandlungsabschluss muss keineswegs endgültig sein. Speziell bei exekutiven Störungen, aber nicht nur da, können in der chronischen Phase immer wieder Veränderungen auftreten, die eine neue Behandlungsvereinbarung sinnvoll machen.

9 Wiedereingliederung

Eine kanadische Studie, 2008 durchgeführt von Hwang et al., weist darauf hin, dass 53 % aller in der Studie erfassten Obdachlosen ein Schädel-Hirn-Trauma erlitten haben, 70 % davon vor Eintritt der Obdachlosigkeit. In einer aktuellen Studie von Topolovec-Vranic et al. (2014) hatten sogar 87 % der von SHT betroffenen Obdachlosen ihre (erste) Hirnverletzung zeitlich vor dem Leben in Obdachlosigkeit. In 73 % dieser Fälle kam es zu den Erstverletzungen in Kinder- oder Jugendjahren. Auch wenn die Autoren weitere Prädiktoren identifiziert haben, die in Kombination mit SHT Obdachlosigkeit begünstigen (Drogenabhängigkeit, gewaltbereites Milieu), so zeigen diese Befunde dennoch deutlich, wie hoch das Risiko einer sozialen Desintegration nach Schädel-Hirn-Trauma ist und wie essenziell infolgedessen besondere Unterstützungsmaßnahmen für die Reintegration sind (▶ Abb. 9.1).

Unterstützung bei der Wiedereingliederung in eine Lebensumgebung, ins familiäre und soziale Leben oder in die Arbeitswelt ist die zentrale Aufgabe jeder Rehabilitation. ICF-bezogen bedeutet dies die Unterstützung auf der Ebene der Partizipation, ohne die auch bei Erfolgen auf der Ebene der Körperstrukturen Reintegration oft nicht gelingt. Die Aufgabe stellt sich prinzipiell allen thera-

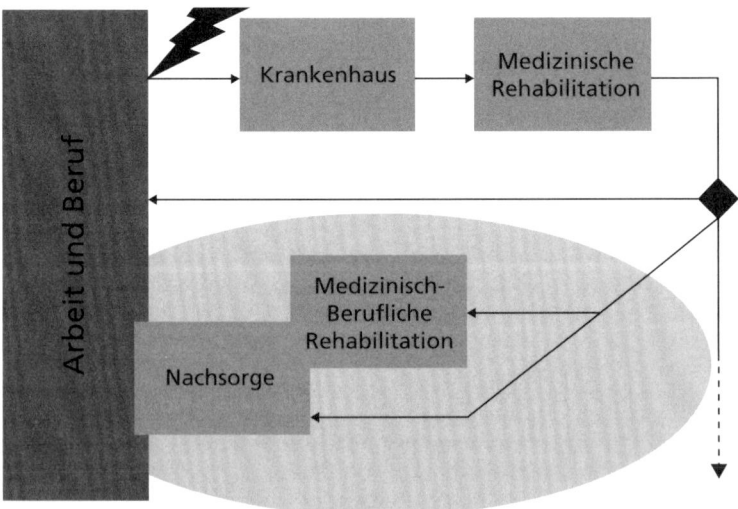

Abb. 9.1: Ablaufschema Rehabilitationsprozess

peutischen Disziplinen, die in der neurologischen Rehabilitation involviert sind. In der Praxis ist die konkrete Einbindung von Therapeuten aus dem Bereich der Heilmittelerbringer (Physiotherapeuten, Ergotherapeuten, Logopäden) sowie Sozialpädagogen häufig auf die Integrationsvorbereitung in der stationären Rehabilitation begrenzt, weil erstere keinen einschlägigen Behandlungsauftrag in der gesetzlichen Krankenversicherung haben (mit Ausnahme von Hilfen bei der häuslichen Integration durch Ergotherapeuten) und die Arbeit von letzteren außerhalb von Rehabilitationseinrichtungen selten finanziert wird. Diese Einschränkung gilt im Prinzip auch für die neuropsychologische Nachsorge; der Auftrag der ambulanten neuropsychologischen Therapie ist nach Definition des Gemeinsamen Bundesausschusses (https://www.g-ba.de/downloads/39-261-14¬ 15/2011-11-24_MVV-RL_NeuroPsych_BAnz.pdf, Zugriff am 01.10.2016) rein kurativ, so dass hier eine beträchtliche Versorgungslücke besteht. Bemühungen in jüngster Zeit durch die Schaffung der Rehabilitationsphase E (vgl. Reuther et al. 2012) unter Federführung der BAR lassen für die Zukunft verbesserte Rahmenbedingungen erwarten.

Derzeit unterstützt die gesetzliche Rentenversicherung keine Nachsorge-Angebote, mit Ausnahme der Intensivierten Rehabilitationsnachsorge (IRENA der Deutschen Rentenversicherung, www.drv-bund.de), die schon wegen ihrer finanziellen Bedingungen individualisierte Hilfen kaum ermöglicht. Bis zur Schaffung eines geeigneten Rahmens (Phase E) müssen die Regeln in der ambulanten Versorgung zu Lasten der gesetzlichen Krankenversicherung eher extensiv ausgelegt werden, um Menschen nach einem Schädel-Hirn-Trauma bei der Wiedereingliederung überhaupt unterstützen zu können. Ohne die Organisation nachsorgender Maßnahmen in allen therapeutischen Bereichen besteht das Risiko, dass Schädelhirnverletzte mit einem zwangsläufig unvollendeten und suboptimalen Ergebnis aus der Rehabilitation entlassen werden und dann auf sich selbst gestellt mit den Diskrepanzen zwischen Sollzustand, Idealzustand und realer Befindlichkeit irgendwie zurechtkommen müssen. Dadurch geraten sie in einen Prozess, der hohe Risiken des Scheiterns in sich birgt und dadurch einen besonders hohen Bedarf an therapeutischer Unterstützung aufweist. Das Ausstatten mit Informationsmaterial als Präventionsmaßnahme ist absolut unzureichend, zumal die Betroffenen in aller Regel keine Vorstellung davon haben, welche Aufgaben außerhalb der beschützenden Rehabilitationsklinik auf sie zukommen, und in einer Mischung aus Angst und Zuversicht davon ausgehen, zu Hause in der gewohnten Umgebung werde es schon irgendwie funktionieren.

Auch im Verlauf des Rehabilitationsprozesses sind durchaus strategische Veränderungen und Anpassungen seitens des neuropsychologischen Therapeuten notwendig. In der Anfangsphase ist weder bei den Betroffenen selbst noch bei ihren Angehörigen Verständnis für adaptive Bemühungen anzutreffen. Wenn überhaupt ein ausreichendes Maß an Störungsbewusstsein vorhanden ist (auch Angehörigen fehlt dieses aufgrund mangelnder Alltagserfahrung bisweilen), liegt das Ziel eindeutig darin, wieder gesund zu werden, das heißt: genau wie vorher zu werden. Schon auf dem Weg dorthin beim Patienten Geduld zu wecken, ist oft ein mühseliges Unterfangen, der Gedanke, es könnte erforderlich werden, mit den entstandenen Defiziten und mit den verbliebenen Rest-Ressourcen im Alltag irgendwie zurechtzukommen, ist in dieser Phase undenkbar und kommt dementsprechend in keiner therapeutischen Vereinbarung vor. Das ist kein isoliertes Problem der neuropsychologischen Therapie; jeder Ergotherapeut kennt die frustranen Bemühungen, rechtsseitig halbseitengelähmten Patienten in dieser Phase das Schreiben mit links beizubringen, so als ob ein Eingehen auf diesen Lernprozess den endgültigen Verzicht auf Heilungschancen der rechten Seite besiegeln würde.

Dass dem so ist, ist nicht nur den Betroffenen selbst anzulasten. In der Gesellschaft gibt es nur ein geringes Bewusstsein für Behinderung als Folge einer Schädelhirnverletzung. Man kennt aus den Massenmedien durchaus Zustände wie lang anhaltende Bewusstlosigkeit oder Wachkoma, rechnet im Grunde jedoch nach dem Aufwachen mit einem Status weitestgehender Wiederherstellung. Die breite öffentliche Darstellung von Medienstars, Spitzenpolitikern oder Spitzensportlern mit solchen Schicksalen hat bis jetzt nichts daran zu ändern vermocht.

Vor dieser Erwartungshaltung ist in aller Regel das einzige Arbeitsbündnis, das in frühen Phasen erreichbar ist, auf wiederherstellendes Üben gerichtet. Das ist nicht falsch, weil es sich dabei auch um ein Zeitfenster handelt, wo neuronale Plastizität am größten ist, es ist aber zwingend erforderlich, den Zeitpunkt nicht zu verpassen, an dem eine erste Öffnung für adaptive Überlegungen eintritt, und die Ziele von da an kontinuierlich anzupassen.

Das therapeutische Handeln muss in allen Phasen daran ausgerichtet werden, welche Schritte für eine Einbettung des Patienten in seinen persönlichen und sozialen Rahmen wichtig sind, und sich zu diesem Zweck Informationen über die konkreten Alltagsanforderungen des Patienten beschaffen (z. B. durch präzises Explorieren, welche Zielvorstellungen für den Betroffenen zu einem bestimmten Zeitpunkt tolerabel sind und welche nicht). Veränderungsprozesse beim letztgenannten Vorgang sind eine zentrale Aufgabe neuropsychologischer Therapie.

Der Unterstützung von Menschen nach einem Schädel-Hirn-Trauma beim Wiedereingliederungsprozess kommt auch im Vergleich mit anderen neurologischen Erkrankungen und Behinderungsursachen eine besondere Bedeutung zu. Zum einen sind Schädel-Hirn-Traumen nicht ans Alter gebunden; im statistischen Mittel sind Menschen mit Schädel-Hirn-Trauma somit jünger als beispielsweise Schlaganfallsbetroffene, die ihre Behinderung häufig in einem Alter erleiden, in dem der Verlust von Kompetenzen schon vor der Erkrankung zur Lebenserfahrung gehört, und für die sozial anerkannte Versorgungsstrukturen existieren, in denen sie auch Gleichaltrige antreffen. Der von den Autoren erlebte Fall einer achtzehnjährigen Patientin, die trotz gut erhaltener basaler kognitiver Kompetenzen mangels familiärer Unterstützung monatelang in einem Altenpflegeheim leben musste, ist sicherlich ein ebenso drastisches wie vielleicht selten vorkommendes Beispiel, zeigt aber deutlich den Mangel an versorgenden Lebensumgebungen für jüngere Betroffene auf.

Die relative Jugend eines großen Teils der Menschen mit Schädelhirnverletzung bringt darüber hinaus mit sich, dass deren materielle Versorgungslage oft so ungesichert ist, dass ihre erhaltenen Ressourcen zwingend zum Lebensunterhalt und zur Erarbeitung einer tragfähigen Altersversorgung für berufliche Maßnahmen auf dem ersten oder zweiten Arbeitsmarkt herangezogen werden müssen, wollen sie nicht auf lange Zeit in sozialen Sicherheitssystemen bleiben.

Unabhängig davon ist das Schädel-Hirn-Trauma bei aller potenziellen Schwere ein singuläres Ereignis ohne reale Verschlechterungsprognose (seltene Spätkomplikationen wie eine sekundäre Epilepsie ausgenommen), so dass längerfristige Planungen, wie sie etwa vergleichsweise durch Reinsulte bei Gefäßpatienten schnell obsolet werden können, hier durchaus nachhaltig sein können.

9.1 Soziale Integration

Zur Beschreibung des erforderlichen Maßnahmenkatalogs ist es durchaus sinnvoll, zwischen sozial-familiärer Integration und beruflicher Integration zu trennen, auch wenn zwischen diesen beiden Strängen Wechselwirkungen auftreten. Im sozial-familiären Bereich ist von einigen ernüchternden Fakten auszugehen:

- Eine große Zahl von schädelhirnverletzten Personen, selbst solche, die sich als weitgehend wiederhergestellt einschätzen, beklagen im Laufe der Zeit ein Abbröckeln des Freundes- und Bekanntenkreises. Die Gründe hierfür sind vielfältig und reichen von der nicht mehr vorhandenen Fähigkeit, an geselligen Aktivitäten teilzunehmen (bestimmte Sportarten, Discobesuch), bis hin zu unerklärlichen Entfremdungen und Zerwürfnissen, die ihre Wurzel wohl mindestens zum Teil in Persönlichkeitsveränderungen des Patienten haben.
- Die überwiegende Mehrheit aller Beziehungen, in denen ein Partner ein klinisch relevantes Schädel-Hirn-Trauma erleidet, scheitert innerhalb weniger Monate oder Jahre. Selbsthilfegruppen berichten von einer deutlich erhöhten Scheidungsrate nach schweren Schädel-Hirn-Traumen; die Häufigkeit von Abbrüchen nicht gesetzlich verankerter Beziehungen kann nur geschätzt werden. Daraus folgt, dass der Betroffene mit hoher Sicherheit nach seiner Verletzung zum Single wird, und dies in einer Verfassung, in der er eigentlich besonders viel partnerschaftliche Unterstützung benötigen würde.
- In denjenigen Beziehungen, die erhalten bleiben (oftmals bedingt durch ein inneres Verbot des gesund gebliebenen Partners, einen Hilfsbedürftigen zu verlassen), ergeben sich häufig massive Veränderungen des Sozialgefüges. Die gleichrangige partnerschaftliche Beziehung verschiebt sich in die Rolle eines »Elternteils und eines Kindes«, ggf. kompliziert durch die zusätzliche Existenz realer Kinder, die den Verletzten nicht mehr als Autorität hinnehmen. Hinzu kommt, dass die Betroffenen selbst auf der Grundlage ihrer Lebensgeschichte durchaus Autonomiewünsche haben. In der beschriebenen Konstellation fehlt ihnen der frühere Partner, ebenso wie dem gesunden Part-

ner ein solcher fehlt, sei es zur Teilung von Verantwortung, und dies in der zunehmenden Gewissheit, dass sich daran nie mehr etwas ändern wird.
- Eine gesonderte Betrachtung verdient eine oftmals praktizierte, weil im Grunde naheliegende Lösung bei verletzten jungen Erwachsenen: Sie werden von ihren Eltern erneut als Kinder aufgenommen und versorgt, nicht selten unter Aufgabe eigener Erwartungen an das Leben nach einer langen Erziehungsphase. So verdienstvoll der Einsatz der Eltern unzweifelhaft ist – er führt in Konsequenz häufig in eine Sackgasse, die sich oft erst nach Jahrzehnten als solche entpuppt. Das verletzte Kind wird ohne ein absehbares Ende, wie er bei Adoleszenz normal ist, innerfamiliär weiter betreut und versorgt (auch finanziell angesichts fehlenden Versicherungsschutzes). Erwartungen an Verselbstständigung werden allenfalls an therapeutische Versorger, nicht aber an den Betroffenen selbst gerichtet, der dafür zu zahlende Preis ist Unselbstständigkeit in der Lebensführung und Anpassung an die Vorstellungen der Eltern. Rebellionen gegen dieses System werden angesichts des enormen persönlichen Einsatzes und des breiten Verzichts auf Lebensqualität der Eltern als besonders bitter empfunden, sind aber bei Betrachtung aus der Distanz eigentlich vorhersagbar und normal. Selbst wenn solche Ablösungskämpfe ausbleiben, besteht das Ergebnis oft nach Jahrzehnten aus gealterten, selbst hilfsbedürftigen und belastbarkeitsgeminderten Eltern einerseits und andererseits Betroffenen, die nie die selbstständige Lebensführung gelernt haben, die ihnen jetzt droht.

Die genannten Faktoren zeigen deutlich die Notwendigkeit einer professionellen Begleitung der sozialen Wiedereingliederung auf, sei es zur Prävention solcher Prozesse oder sei es, um mit deren Folgen zurechtzukommen. Familien und vor allem Partner benötigen intensive professionelle Beratung, die Edukation über Folgezustände von Schädel-Hirn-Traumen ebenso einschließt wie die Unterweisung in geeignete Umgangsmuster. Sinnvoll ist auch ein vorsichtiger Hinweis darauf, dass sich die Probleme vermutlich nicht lösen werden, wenn man einmal »über den Berg« ist, sondern mit den Jahren sogar zunehmen können, wenn kein für alle akzeptables Rollengefüge entsteht. Nicht selten entsteht bei diesen Bezugspersonen durch erlebte Verluste an Lebensqualität selbst psychotherapeutischer Unterstützungsbedarf. Ziel all dieser Bemühungen muss in Richtung eines maximalen Autonomie-Erhalts aller Beteiligten gehen. Das erfordert im Rahmen der gegebenen Möglichkeiten auch eine größtmögliche Verselbstständigung des Patienten.

9.2 Berufliche Integration

Nicht nur dafür, sondern auch für eine Verbesserung der subjektiv empfundenen Lebensqualität, sind Bemühungen in Richtung einer beruflichen Integration gleich auf welcher Ebene hilfreich. Die Arbeiten von O'Neill et al. (1998) und Corrigan et al. (2001) belegen eindrücklich, dass beruflich Integrierte weniger Gesundheitsressourcen in Anspruch nehmen, sich wohler fühlen, eine bessere Lebensqualität empfinden und auch sozial besser integriert sind. Berufstätige erleben ihre Persönlichkeit als stark durch den Beruf mit allen finanziellen und sozialen Konsequenzen geprägt (Thrun und Wittwer 1990).

Eine erfolgreiche berufliche Eingliederung ist aber in aller Regel ein mühevoller Prozess, der nicht nur geeignete Rahmenbedingungen braucht, die nicht überall verfügbar sind, sondern auch intraindividuelle Veränderungs- und Anpassungsprozesse (Lebensziele, Beschäftigungsniveau) benötigt, die ohne therapeutische Unterstützung oft nicht gelingen. Van Velzen et al. (2009a, 2009b) weisen darauf hin, dass nur 40 % aller Patienten nach Schädel-Hirn-Trauma nach 2 Jahren wieder berufstätig sind.

Warum ist berufliche Wiedereingliederung sinnvoll?

- Berufliche Wiedereingliederung ist, wo immer möglich, ein psychosozial enorm stabilisierendes Element, das darüber hinaus erwiesenermaßen auch Gesundheitskosten sparen hilft.
- Unterstützung bei der sozialen Reintegration kann Fehlentwicklungen vorbeugen und soziale Systeme (Familie) wirksam entlasten.

Warum in den ersten Arbeitsmarkt?

- Nahezu alle Betroffenen wünschen sich eine Tätigkeit auf dem ersten Arbeitsmarkt.
- Die Betroffenen haben sowohl kurz- als auch langfristig davon finanzielle Vorteile (Einkommen, Steigerung der zu erwartenden Rente).
- Die Tätigkeit auf dem ersten Arbeitsmarkt ist sozial weit besser akzeptiert als eine Beschäftigung in einer WfbM.
- Langfristig wird es wegen des Fachkräftemangels unumgänglich sein, Betroffene mit Fachkenntnissen nach ihren Möglichkeiten zu integrieren.

Dabei steht eine nüchterne und realitätsgerechte Analyse der bestehenden Möglichkeiten am Anfang. Die erste Gefahr auf dieser Ebene besteht darin, den Patienten zu überschätzen. Der Beste innerhalb der »besten« Trainingsgruppe in der Rehabilitationsklinik zu sein, bedeutet in aller Regel eher, ein Einäugiger unter Blinden zu sein, und nicht den Beweis einer vollständigen Wiederherstellung. Die strukturellen Bedingungen einer Rehabilitationseinrichtung kommen mit ihrer weitgehend vorgegebenen Tagesstruktur und der vollständigen Versorgung auf allen Ebenen Menschen mit Schädelhirnverletzungen außerordentlich entgegen und lassen ihre spezifischen Schwächen weit weniger in Erscheinung treten als in der Lebensrealität. Auch wenn z. B. in der Therapiesituation Anforderungen an die exekutive Kontrolle mittlerweile gut beherrscht werden, gilt das noch lange nicht für Situationen, in denen der entscheidende Hinweis fehlt, dass es nunmehr angezeigt ist, erlernte Strategien einzusetzen.

Diese Einschätzung mag sehr pessimistisch klingen, ist aber aus der jahrelangen Erfahrung entstanden, dass Wiedereingliederungen, die wir für »Selbstläufer« gehalten haben, letztendlich nicht funktioniert haben. Sowohl für die Auswahl des Beschäftigungsniveaus als auch für den Integrationsprozess selbst ist therapeutische Begleitung ausgesprochen sinnvoll und notwendig.

Hindernisse und Hürden für die Betroffenen

- Die spezifische Behinderung ist möglicherweise nicht kompatibel mit den beruflichen Erfordernissen.
- Eine bestehende Mehrfachbehinderung erschwert die Reintegration weiter.
- Eine exekutive Störung behindert die erforderlichen Anpassungsprozesse.
- Angst und fehlendes Selbstvertrauen bilden eine zu hohe Schwelle.

Hindernisse und Hürden aufgrund von Kontextbedingungen

- Ein Arbeitsplatz ist entweder nicht vorhanden oder nicht hinreichend anzupassen.
- Neue Arbeitgeber sind schwer zu motivieren, einen Behinderten einzustellen, den sie nicht kennen.
- Der alte Arbeitgeber ist bisweilen skeptisch hinsichtlich Erfolgschancen und Risiken der Wiedereingliederung.
- Der Transfer von und zum Arbeitsplatz kann durch Körperbehinderung und/oder fehlende Fahrtauglichkeit eingeschränkt sein.
- Die bestehenden Arbeitszeitmodelle sind für die Pausenerfordernisse und Belastbarkeitsspannen der Betroffenen oft zu starr.
- Die Kostenträger leisten unzureichende Unterstützung durch schematische und dem Einzelfall oft nicht gerecht werdende Eingliederungsmodelle und/oder einen unrealistisch niedrigen Finanzierungsrahmen.

Alle drei Seiten (Arbeitnehmer, Arbeitgeber und Leistungsträger) benötigen Unterstützung durch Fachleute, die die spezifischen Probleme schädelhirnverletzter Menschen kennen.

Wenn wir schon bei pessimistisch stimmenden Rahmenbedingungen sind – ausgesprochen ungünstig für eine funktionierende und nachhaltige Eingliederung sind darüber hinaus folgende Faktoren:

- bestehende Arbeitslosigkeit zum Zeitpunkt der Verletzung
- geringes (Aus-)Bildungsniveau
- erst kurze Beschäftigungszeit im Betrieb
- extrem schlechte Passung zwischen Schwerpunktdefizit und zentraler Anforderung im Beschäftigungsprofil (z. B. Journalist mit Aphasie oder Tiefbauarbeiter mit Hemiparese).

Diese Liste ließe sich beträchtlich verlängern; die Positivliste lässt sich prägnanter formulieren. Prognostisch günstig ist:

- ein bestehender Arbeitsplatz mit langjähriger Betriebszugehörigkeit
- Akzeptanz bei Vorgesetzten und Kollegen und die professionelle Einschätzung, dass der Schädelhirnverletzte mit tolerablen Einschränkungen (beispielsweise Verkürzung der Tagesarbeitszeit, Wegnahme von Tempodruck oder Kundenkontakten) mit tolerabler Einschränkungen seinen beruflichen Kernanforderungen wieder gewachsen sein könnte.

Wiedmann (2002) weist völlig zu Recht darauf hin, dass für das Gelingen einer Wiedereingliederung eine bis zur Verletzung stabile Erwerbsbiografie von enormer Bedeutung ist. Es sei naiv, anzunehmen, dass ein Rehabilitand ohne Schulabschluss und mit ständig wechselnden Arbeitsstellen und weiteren komplizierenden Faktoren wie exzessivem Alkoholkonsum alleine durch das Durchlaufen eines Rehabilitationsprogramms nach der Verletzung besser in der Lage sein sollte, sein Leben produktiv in die Hand zu nehmen. Liegen gute Voraussetzungen vor, kann eine professionell begleitete Wiedereingliederung, die die Beratung des Betriebes miteinschließt, über Jahre hinweg zu einer nachhaltigen Integration führen.

In anderen Fällen ist die Lösung oft nicht auf dem ersten Arbeitsmarkt zu finden. Das hat verschiedene Gründe. Zum einen sind in unserem Wirtschaftsleben typische Arbeitsplätze für Leistungsschwächere weitgehend verschwunden. Einkaufswagen werden zugunsten des Pfand-Euros von den Kunden selbst zusammengeschoben, Hilfstätigkeiten in der Landwirtschaft werden nicht mehr von fest angestellten Kräften, sondern befristet von Arbeitskolonnen aus dem Ausland vorgenommen. Zum anderen ist stets zu beachten, dass eine einfache berufliche Tätigkeit, die keine Ansprüche an Qualifikation stellt, in der Regel unter Zeitdruck erfolgen muss oder Körperkraft verlangt, mithin Bedingungen, die Menschen mit Schädel-Hirn-Trauma meist überfordern. Es ist dabei überdies mit einer großen Zahl physisch und kognitiv gesunder Mitbewerber auf dem Arbeitsmarkt ohne berufliche Qualifikation zu konkurrieren, die darüber hinaus ein geringeres Erkrankungsrisiko haben dürften und mangels Schwerbehinderung im Falle der Nicht-Bewährung leichter wieder zu entlassen sind.

Ist eine Wiedereingliederung in den vor der Erkrankung ausgeübten Beruf nicht möglich, stellt sich die Frage einer Umschulung. Hierfür muss sorgfältig geprüft werden, ob die Hirnschädigungsfolgen spezifische Auswirkungen auf die bisherige Tätigkeit haben oder ob es sich um eher grundlegende Fähigkeiten handelt. Eine Neuqualifikation erfordert mindestens weitgehend intakte Lern- und Gedächtnisleistungen und eine über einen vollen Ausbildungstag ausreichende Konzentrations- und Aufmerksamkeitsleistung; diese Bedingungen liegen eher selten vor. Betroffene mit exekutiven Störungen können einer Ausbildung insbesondere unter den geschützten Bedingungen eines Berufsbildungswerkes durchaus gewachsen sein, wenn auch mit enormem Einsatz. Die allgemein unterstellte Formel, ein erfolgreicher Ausbildungsabschluss sei mit der Fähigkeit zu erfolgreicher Berufsausübung gleichzusetzen, gilt gerade für diese Gruppe leider nicht, weil in fast allen Berufsfeldern selbstständige Handlungsplanung und Entscheidung essenziell sind.

In anderen Fällen ist die Lösung oft nicht auf dem ersten Arbeitsmarkt zu finden. Ein beruflicher Abstieg als Alternative hat seine eigenen Tücken. Im bisher beschäftigenden Betrieb vollzogen, bedeutet er nachhaltige Veränderungen im Sozialgefüge, aus bisherigen Untergebenen werden Kollegen oder gar Vorgesetzte, und es ist keineswegs sicher, dass der Verletzte seinen (einfacheren) Aufgaben wirklich in suffizientem Umfang gerecht werden kann. Wird der Betrieb zu diesem Zweck gewechselt, muss erst ein Vorgesetzter davon überzeugt werden, einen »Überqualifizierten«, den er noch nicht kennt, in sein Team aufzunehmen.

Diese Bemerkungen sollen nicht dazu dienen, berufliche Wiedereingliederung von Schädelhirnverletzten als unmögliches Unterfangen darzustellen; sie sollen vielmehr zeigen, dass die dafür erforderlichen Voraussetzungen nicht bei allen vorliegen und dass ein Eingliederungsprozess sorgfältiger Planung und guter Organisation bedarf. Die dafür bereitstehenden Möglichkeiten in der Regelversorgung der Renten- und Krankenversicherung sind begrenzt. Beide Träger sehen lediglich ein Modell stufenweiser beruflicher Integration vor, in dem die einzige Variable die der Tagesarbeitszeit ist. Neben der Arbeitszeit, die über längere Zeiträume und in langsamen Schritten gesteigert werden sollte, empfiehlt es sich, in Abstimmung mit dem Arbeitgeber auch die inhaltlichen Anforderungen, nach einem Abgleich mit dem Anforderungs- und Störungsprofil des Patienten, unter professioneller Begleitung langsam zu steigern. Professionelle Begleitung im engeren Sinn ist von Seiten der Träger nicht vorgesehen; der Wiedereingliederungsplan ist ein vierseitig von Kostenträger, Arbeitgeber, Arbeitnehmer und einem Arzt (der nicht Facharzt sein muss) unterzeichnetes Ablaufschema, das lediglich ein bestimmtes, über mehrere Wochen ablaufendes Zunahmemuster an täglichen Arbeitszeiten beschreibt. Dieses Modell ist keineswegs auf Menschen mit Schädel-Hirn-Trauma zugeschnitten, sondern gilt für Erkrankungen aller Art; dadurch erklärt sich, dass spezifische hirnorganische Probleme keine Berücksichtigung finden.

In der Praxis angewandt, werden häufig die Stufen der Wiedereingliederung zu grob und zu rasch ansteigend angelegt. 1. Woche vier Stunden, 2. Woche sechs Stunden, 3. Woche acht Stunden ist für Menschen mit Schädel-Hirn-

Trauma kein brauchbares Schema. Im Konzept ist zwar die Möglichkeit von Korrekturen vorgesehen, aber systemimmanent ausschließlich in Form von Manipulationen an der Tagesarbeitszeit. Reicht eine solche Maßnahme nicht hin, bleibt alleine das Scheitern der Eingliederung und ein weiteres Zuwarten vor einem neuerlichen Versuch als Alternative.

Was diesen Modellen für die Probleme von hirnverletzten Menschen fehlt (abgesehen davon, dass auch hier ein bestehender Arbeitsplatz Voraussetzung ist), sind gleich mehrere Punkte:

- Es fehlt die professionelle Begleitung. Ein Arzt ohne spezifische Fachkenntnisse in Neurologie, Neurorehabilitation und Neuropsychologie ist hier eindeutig überfordert.
- Es fehlen zusätzliche Stellgrößen, etwa die Komplexität der Arbeitsinhalte.
- Es fehlen therapeutische Rückkopplungsmöglichkeiten, die es erlauben würden, für auftretende Schwierigkeiten in therapeutischer Arbeit Lösungsmöglichkeiten zu suchen.

Es ist offensichtlich, dass ein Füllen dieser Lücken Versorgungsstrukturen in Sozialraumnähe erfordert, die zudem noch einer Finanzierung bedürfen. Sind solche Strukturen nicht gegeben, so bleibt nur die Möglichkeit, den Patienten vor seinem Versuch eines beruflichen Wiedereinstiegs optimal vorzubereiten; das kann durchaus fern von Wohnort und Arbeitsstätte erfolgen.

Die gängige Anschlussheilbehandlung (AHB), die zum Standard-Behandlungsangebot der Rentenversicherer zählt, ist hier jedoch klar überfordert; die vorgesehene Regeldauer (3 bis 4 Wochen) ist viel zu gering (vgl. Bloch und Prins 2001). Schwerer noch wiegen Verarbeitungsprozesse, die zum Zeitpunkt der Entlassung aus der AHB adaptive Schritte in der Regel nicht möglich machen, geschweige denn einige Wochen davor, die zu einer sinnvollen Vorbereitung erforderlich wären. Im Grunde würde das bedeuten, schon kurz nach Aufnahme in der Reha mit der Vorbereitung auf den Arbeitsplatz beginnen zu müssen, ein absurder Gedanke angesichts der zu diesem Zeitpunkt noch völlig fehlenden neuropsychologischen Diagnostik und mindestens fraglichen Störungseinsicht. Von wenigen Ausnahmen sehr leichter Ausprägungsgrade der Störungen abgesehen ist diese Arbeit in der AHB kaum zu leisten.

Sinnvoller ist es, sich diesen Aufgaben in einem zweiten Anlauf zu stellen, nach einem Zeitabschnitt, in dem eine Realitätskonfrontation für den Patienten im Alltag möglich geworden ist. Wie bereits ausgeführt, bietet Realitätskonfrontation keine Garantie für eine bessere Störungseinsicht; ausgeprägte Unawareness oder hartnäckiges Denial zum Schutz des Selbstkonzepts können solche Effekte nachhaltig verhindern. Dennoch liegen Erfahrungen in der realen Welt vor, auf die aufgebaut werden kann.

9.3 Möglichkeiten der Unterstützung

Noch in den 80er und 90er Jahren des vorigen Jahrhunderts war es regelhaft möglich, Betroffene zu einem sogenannten Wiederholungsheilverfahren in die Rehabilitationsklinik aufzunehmen. In den letzten Jahren werden entsprechende Empfehlungen nur spärlich umgesetzt, und wenn doch, werden oft andere Einrichtungen als die AHB-Klinik ausgewählt, mit dem Effekt, dass ein erneutes Kennenlernen des Patienten mit allem Zeitverzug, der daraus entsteht, die Möglichkeiten einer Berufsvorbereitung weiter beschneidet. Zudem ist die typische Verweildauer im Heilverfahren keineswegs länger als in der AHB.

Einen Ausweg bieten sogenannte Phase-II-Einrichtungen, die berufsbezogene Therapieangebote vorhalten und denen gewöhnlich eine längere Verweildauer (bis zu einem halben Jahr) zugestanden wird. In diesen Einrichtungen ist ein gezieltes berufsbezogenes Training an Arbeitsplätzen, die der realen Arbeitswelt angenähert sind, über Wochen hinweg möglich. Unabhängig davon kann der größere zeitliche Spielraum dafür genutzt werden, mit dem Arbeitgeber Kontakt aufzunehmen, eine möglichst exakte Tätigkeitsbeschreibung einzuholen und daraus spezifische Trainingsfelder abzuleiten. Häufig werden zu diesem Zweck (nicht nur in Phase-II-Einrichtungen) Profilvergleiche eingesetzt; beispielhaft sei hier der von Claros-Salinas und Guthke (2009) entwickelte Profilabgleich von Arbeits(platz)anforderungen und Leistungsvermögen PAL genannt, in dem das psychometrisch gemessene Fähigkeitsprofil des Betroffenen und das vom Arbeitgeber eingeholte Anforderungsprofil anhand von 84 Items abgeglichen werden mit dem Ziel, die Diskrepanzen an relevanten Stellen durch Training zu reduzieren oder kompensatorische Strategien zu erproben (▶ Abb. 9.2).

Eine dritte Möglichkeit in Phase-II-Einrichtungen, die sich vor allem für motorische Anforderungen eignet, ist der Einsatz standardisierter Arbeitsdiagnostika, um die Fertigkeiten in typischen repetitiven Abläufen zu messen und gegebenenfalls zu trainieren, etwa der Evaluation der funktionellen Leistungsfähigkeit (EFL, Isernhagen, www.efl-akademie.de), der Integration von Menschen mit Behinderungen in die Arbeitswelt (IMBA, www.imba.de) oder der an der Universität Siegen entwickelten »Psychologischen Merkmalprofile zur Eingliederung Leistungsgewandelter und Behinderter in Arbeit« (MELBA, www.melba.de).

Mit Hilfe dieser Maßnahmen kann es gelingen, die Vorbereitung auf die zu erwartenden beruflichen Anforderungen zu optimieren. Rollnik et al. (2014) konnten zeigen, dass bei 196 untersuchten Phase-II-Absolventen immerhin 41,3 % noch nach 2 Jahren in Arbeit sind (vor dem Hintergrund eines regional durchaus schwierigen Arbeitsmarkts) und 27,6 % in Weiterbildung oder Umschulung sind; nur bei etwa 22 % blieben die Bemühungen letztlich fruchtlos. Gleichzeitig treffen Phase-II-Einrichtungen am Ende der Maßnahme auch Aussagen über die psychophysische Dauerbelastbarkeit der Betroffenen und geben somit der Rentenversicherung Entscheidungshilfen über das Ausmaß der Erwerbsfähigkeit (nach dem von der Rentenversicherung praktizierten Schema unter drei Stunden/drei bis unter sechs Stunden/sechs Stunden und mehr), aus

Patienten:

Anforderungs- / Fähigkeitsvergleich Sprache und Umgang mit Zahlen

Nr.	Anforderung	Bewertung: 0 = trifft nicht zu, 1 = gering, 2 = mittel, 3 = hoch; Pat = Einschätzung Patienten, Thera. = Einschätzung Therapeut				
		Relevanz	Kurzbeschreibung	Beeinträchtigung Pat.	Thera.	Bemerkung
	Mündliche Kommunikation					
28	Verstehen von Instruktionen (Arbeitsanweisungen)					
29	Telefonate (auch offiziell)					
30	Unterhaltungen im Lärm					
31	Offizielle Einzelgespräche (z.B. Beratung von Kunden)					
32	Interne Einzelgespräche					
33	Gruppengespräche (z.B. Dienstbesprechungen mit Kollegen)					
34	Vermitteln von Kenntnissen (Betreuung von Azubis, Einweisung von Kunden usw.)					
35	Vorträge (z.B. Projektvorstellung, Leiten von Sitzungen, Fortbildungsreihen)					
36	Fremdsprachen					
	Schriftsprache					
37	am PC					
38	per Hand					
39	Kopieren					
40	Notizen anfertigen					

Abb. 9.2: PAL – Vergleich zwischen Anforderungs- und Leistungsprofil (Claros-Salinas und Guthke 2009)

dem beispielsweise eine Teilrente resultieren kann. Während der eigentlichen Wiedereingliederung ist der Betroffene jedoch weiterhin auf sich gestellt.

Welche Vorteile bietet sozialraumnahe Unterstützung?

- Wirksame Unterstützung bei der Integration ins soziale und berufliche Umfeld erfordert Interaktivität in der Auseinandersetzung zwischen Therapeut, Patient und Arbeitgeber.
- Der Belastungsrahmen im realen Umfeld ist häufig »fern der Heimat« im Reha-Zentrum weder einschätzbar noch erlebbar.
- Eine Vielzahl von Integrationsproblemen treten erst vor Ort auf – es muss möglich sein, darauf zu reagieren.
- Arbeitsplatzspezifische Besonderheiten sind oft in Werkstätten oder Übungs Büros nur unvollkommen abzubilden.
- Sozialraumnähe erlaubt Nachsorge und Nachjustierung.

In den letzten Jahren entstehen Modelle, die auch dieses Problem anzugehen versuchen. Beispielhaft sei hier die in der Fachklinik Herzogenaurach nach ersten Kooperationsansätzen mit einem Berufsförderungswerk (Kulke und Schupp 2006) praktizierte integrierte medizinisch-berufliche Rehabilitation (iMBR) genannt, im Grunde eine Phase-II-Variante, die sich gezielt die Lage der Einrichtung in einem industriellen Ballungsgebiet mit über einer Million Einwohnern zunutze macht und die beschäftigende Firma mindestens in der zweiten Hälfte des Verfahrens aktiv mit einbezieht, indem das arbeitsbezogene Training direkt am gewohnten oder angestrebten Arbeitsplatz stattfindet. In Fällen, in denen die Diskrepanz zwischen Fähigkeiten und Anforderungen noch zu groß ist oder in denen ein Sichtbarwerden des Störungsbildes am Arbeitsplatz noch zu große Risiken bergen würde, wird in der ersten Hälfte ein berufsbezogenes Training im benachbarten Berufsförderungswerk Nürnberg (BFW) vorgeschaltet (Schupp und Kulke 2009).

Gemeinsam ist beiden Varianten eine Teilung der Arbeitswoche in »Arbeitstage« und »Therapietage«, in denen abwechselnd arbeitsbezogen trainiert und behandelt wird, mit der Möglichkeit, interaktiv auf Schwierigkeiten am Arbeitsplatz zu reagieren (▶ Abb. 9.3). Gleichzeitig besteht während des gesamten Verfahrens intensiver Kontakt zu betrieblichen Stellen, im Idealfall mit dem BEM-Team (BEM = Betriebliches Eingliederungsmanagement), das alle größeren Arbeitgeber seit einigen Jahren vorhalten müssen und in dem Vorgesetzte, Personalverwaltung, Betriebsarzt, Personal- und Schwerbehindertenvertretung sowie betrieblicher Sozialdienst zusammenwirken, um betriebliche Lösungen bei gesundheitlichen Problemen zu finden. Die Rehabilitationsklinik bringt in dieses Team neurologisch/neuropsychologische Fachkompetenz beratend mit ein. Auch dieses Verfahren praktiziert ein Stufenmodell, nach dem die Zahl der Tagesarbeitsstunden, aber auch die Zahl der »Arbeitstage« sukzessive gesteigert werden, die Zahl der »Therapietage« wird entsprechend ausgeschlichen. In der Schlussphase findet der Kontakt der Rehaklinik mit dem Patienten für zwei Wochen nur noch telefonisch und per E-Mail statt, der Patient durchläuft in diesen Wochen eine Echtzeitphase im Zielvolumen, nach der er im günstigen Fall wieder direkt in sein Arbeitsverhältnis übernommen werden kann.

Woche	Montag	Dienstag	Mittwoch	Donnerstag	Freitag
1	Klinik	Klinik	BFW	BFW	Klinik
2	Klinik	BFW	Klinik	BFW	Klinik
3	Klinik	BFW	Klinik	BFW	Klinik
4	Klinik	BFW	Klinik	BFW	BFW
5	Klinik	BFW	Klinik	BFW	BFW
6	Klinik	BFW	Klinik	BFW	BFW
7	Klinik	Firma	Klinik	Firma	Firma
8	Klinik	Firma	Klinik	Firma	Firma
9	Firma	Firma	Klinik	Firma	Firma
10	Firma	Firma	Klinik	Firma	Firma
11	Firma	Firma	Firma	Firma	Firma
12	Firma	Firma	Firma	Firma	Klinik

Abb. 9.3: Ablaufschema iMBR (BFW = Berufsförderungswerk)

> **Sozialraumnahe Umsetzungsalternativen**
>
> - Wenn eine Einrichtung der Komplexbehandlung vor Ort nicht verfügbar ist oder die Symptomatik kein zu breites Behandlungsspektrum erfordert, ist ein Fallmanagement unter Einbindung eines lokalen Therapienetzes denkbar.
> - Die Koordination sollte durch einen Professionellen erfolgen, dessen Fachkompetenz den wichtigsten Bereich des Störungsbildes darstellt. Das ist bei Schädelhirnverletzten häufig der erfahrene Neuropsychologe.
> - Grundlegende sozialrechtliche Kompetenz ist wichtig, aber nicht vorrangig für die Koordination.
> - Niedergelassene Ärzte sind für diese Rolle mangels Fachwissen und Zeit ungeeignet.
> - Die Koordinatoren beraten sowohl die Betroffenen als auch die betriebliche Seite.
> - Anzustreben sind somit Reintegrations-Netzwerke aus Ärzten, Therapeuten und Fachdiensten.
> - Die Frage bleibt offen, wer die Koordination finanziert.

Die bisherigen Erfahrungen mit diesem Modell zeigen, dass eine Wiedereingliederung auch bei ausgeprägten Rest-Behinderungen durchaus gelingen kann, wenn die Rahmenbedingungen stimmen und die Vorbereitung hinreichend sorgfältig vorgenommen wird. Das gilt durchaus auch für anspruchsvolle Berufe mit akademischem Hintergrund. In etwa der Hälfte der Fälle hat es sich jedoch als angezeigt erwiesen, die Tagesarbeitszeit auf etwa vier Stunden zu begrenzen und eine Teilrente in Anspruch zu nehmen. Die Gründe hierfür liegen in erster Linie in dem oft enormen kompensatorischen Aufwand, den der Patient betreiben muss, um beispielsweise Aufmerksamkeitsdefizite auszugleichen, und der zu einem deutlich rascheren ermüdungsbedingten Abbau führen kann.

Bei qualifizierten Berufen ist oft ein Karriere-Rückschritt nicht zu vermeiden; angesichts der schon genannten Schwierigkeiten eines solchen Schritts ist hier besonders sorgfältige Vorbereitung vonnöten. Großbetriebe bieten hier gelegentlich eine Umsetzung in einen anderen Geschäftsbereich an, die nachteilige soziale Konsequenzen verringert. Das Erfordernis eines Abstiegs kann auch aus einer weiteren Erkenntnis im Laufe der Weiterentwicklung der iMBR resultieren: Es gibt zwar vereinzelt Arbeitgeber, die besonders geschätzten Mitarbeitern eine »Spielwiese« ohne Ertragseffekt einrichten, generell scheint es aber erforderlich, dass der reintegrierte Patient mittelfristig mit seiner Arbeit das Geld verdient, das er bekommt. Mitleids- und Solidaritätseffekte verbrauchen sich mit der Zeit, fast noch schwerer wiegt die Gefahr, durch ständiges Insuffizienzerleben und Erfolgsdruck letztlich auf Dauer doch überfordert zu sein.

Sind solche Alternativen nicht realisierbar, ist ein Wechsel der Arbeitsstelle zu erwägen. Auch hierfür leisten Phase-II-Einrichtungen gute Vorbereitungsarbeit, die Chancen sind jedoch generell als geringer einzuschätzen, es ist mit einem noch klinisch relevanten Folgezustand nach Schädel-Hirn-Trauma äußerst schwer, einen neuen Arbeitgeber zu überzeugen. Kostenträger versuchen gelegentlich, den Neueinstieg durch eine zeitweilige Übernahme des Gehalts zu einem Anteil zu begünstigen. Die Erfahrung lehrt jedoch, dass viele Arbeitgeber den Lohnkostenzuschuss »mitnehmen«, aber nach dessen Auslaufen das Arbeitsverhältnis beenden.

Umschulungen oder Neuausbildungen sind nach einem Schädel-Hirn-Trauma selten eine realistische Alternative. Das vor allem in den USA praktizierte Modell der unterstützten Beschäftigung (siehe etwa Wehmann et al. 2003), das im Gegensatz zur Umschulung mit darauffolgender Beschäftigungssuche die Reihenfolge umkehrt (erst Arbeitsplatzbeschaffung, dann erforderliche Qualifizierung), hat sich hierzulande bislang nicht durchgesetzt. Auch Modelle der Arbeitsassistenz bleiben für diese Zielgruppe eine Ausnahme.

10 Fallvignette

Herr G. war zum Zeitpunkt der Verletzung 36 Jahre alt, verheiratet, 2 Kinder, ein drittes war im Behandlungszeitraum unterwegs. Er war gelernter KFZ-Mechaniker, hatte ein aufbauendes Studium zum Wirtschaftsingenieur in Elektrotechnik absolviert und war als Ingenieur und Projektleiter in einem Großbetrieb beschäftigt. Das berufliche Anforderungsprofil umfasste Kundenkontakte, Reisen mit Auto und Flugzeug, ansonsten Tätigkeit am PC.

Herr G. erlitt einen Motorradunfall ohne weitere Unfallbeteiligte, die Diagnosen waren gedecktes SHT mit multiplen Frakturen, multiple Kontusionsblutungen, Hygrome beidseits fronto-temporal, Fraktur HWK 7 und BWK 1–4. Es bestand eine vollständige Amnesie für das Unfallgeschehen sowie den Tag davor. Zunächst war intensivmedizinische Betreuung erforderlich mit intubierter Beatmung, danach erfolgte die Verlegung in Frührehabilitation (Monate 2–5), aufgrund der Langzeitbeatmung bestand eine Dysphonie bei Stimmlippenstillstand beidseits. Im neuropsychologischen Bereich bestanden ausgeprägte Gedächtnisstörungen, eine Umstellungserschwernis sowie Reizbarkeit mit aufbrausendem Verhalten.

In den Monaten 9–10 befand sich Herr G. in stationärer Rehabilitation, der Fokus lag auf kognitiven Störungen und Bewegungseinschränkungen des linken Arms (Folge eines Sturzes aus dem Rollstuhl während der Frühreha). Er wurde als arbeitsunfähig entlassen, nahm danach die Arbeit wieder auf, allerdings eher als Assistent der Projektleitung.

In den Monaten 13 und 14 kam er erneut in die Reha. Dort wurde eine persistierend schlechte Krankheitseinsicht diagnostiziert, es war nur eine leichte Verbesserung der kognitiven Probleme zu erreichen. In der berufsorientierten Belastungserprobung war er nur einfachsten Aufgaben gewachsen, Steigerungen der Komplexität führen zu erheblichen Fehlern.

Neuropsychologische Befunde zu diesem Zeitpunkt waren eine unauffällige Alertness, die Selektivität war präzise bei leicht verlangsamtem Entscheidungstempo, die geteilte Aufmerksamkeit war unauffällig, ebenso die Flexibilität. Die selektive Aufmerksamkeit in schriftlichen Aufgaben war ebenfalls normgerecht bei leichtem Nachlassen nach drei Stunden. Im Gedächtnis bestanden vor allem Schwächen im freien Abruf verbalen Materials, außerdem Arbeitsgedächtnisschwächen. Im LPS zeigten sich in Niveau und Struktur normale intellektuelle Funktionen, die Leistung im WCST war allerdings auffällig (erhöhte Fehlerzahl, Tendenz zu impulsivem Verhalten). Die Selbsteinschätzung war deutlich zu positiv, der Wunsch herrschte vor, wieder direkt Projektleitungsaufgaben zu bekommen. Die Klinik entließ ihn als belastbar unter drei Stunden in seinem Beruf (das entspricht Erwerbsunfähigkeit im Sprachgebrauch der Rentenversicherung), aber vollschichtig auf dem allgemeinen Arbeitsmarkt einsetzbar. Trotz der schlechten Beurteilung der berufsspezifischen Fähigkeiten (die allerdings den Arbeitgeber naturgemäß nicht erreicht hat) wurde Herr G. in seiner bisherigen Abteilung weiterbeschäftigt.

In Monat 21 erfolgte eine Begutachtung im Auftrag einer privaten Unfallversicherung. Dabei wurden im Aufmerksamkeitsbereich unveränderte Befunde erhoben, im Gedächtnisbereich war das Arbeitsgedächtnis besser. Die Wortflüssigkeit (Regensburger Wortflüssigkeitstest) war erheblich beeinträchtigt. In der BADS war die Leistung im Six-Elements-Test hoch auffällig (keinerlei sinnvolles Zeitmanagement), auch der Subtest Zoobesuch. Im DEX schätzte sich Herr G. als unauffällig ein. In Persönlichkeitsinventaren war die Selbsteinschätzung unauffällig mit auffallend positiv eingeschätzter sozialer Kompetenz und hoher emotionaler Stabilität.

Zu diesem Zeitpunkt bestand auftauchende Awareness und Sensibilität für Gedächtnisprobleme (die Ehefrau würde sicherheitshalber Terminierungsaufgaben übernehmen) sowie in engen Grenzen für Konzentrationsprobleme und mangelnde Persistenz bei der Aufgabenbearbeitung.

Herr G. kam auf Veranlassung seiner Betriebsärztin fünf Jahre nach dem Unfall in die integrierte medizinisch-berufliche Rehabilitation, da seine Arbeitsleistung zu wünschen übrigließ und die Firma dringend eine Lösung suchte. Bei der gemeinsamen Problemanalyse zeigte sich, dass Herr G. den Anforderungen an Projektleitung in keiner Weise gewachsen war, bei Ablaufplänen fehlten wichtige Schritte, das Monitoring war mangelhaft, die Zeitplanung in Teilen unrealistisch. Auch Kundenkontakt war eher nicht sinnvoll, obwohl sein Verhalten als sehr freundlich und zuvorkommend beschrieben wurde, da er dazu neigte, nicht erfüllbare Zusagen zu machen und auf konkrete Fragen oft eher tangential einging. Das freundliche Wesen mag mit dazu beigetragen haben, dass die Firma monatelange Unproduktivität hingenommen hat in der Erwartung, irgendwann werde Herr G. »Boden unter die Füße« bekommen.

In der Kontaktaufnahme verhielt sich Herr G. freundlich und kooperativ, ohne jedes Misstrauen gegenüber potenziell negativen Konsequenzen unserer Interventionen für seine berufliche Position. In der Selbsteinschätzung sah Herr G. keine berufsbezogenen Probleme, er war eher erstaunt, aber nicht verärgert darüber, dass die Firma ihm nicht den vollen Umfang seiner beruflichen Aufgaben ermöglichte oder abverlangte.

Es erwies sich als sinnvoll, die integrierte medizinisch-berufliche Rehabilitation in eine diagnostische Phase und eine therapeutische Phase zu unterteilen. Ziele der diagnostischen Phase waren zum einen die Erhebung des aktuellen neuropsychologischen Befundes sowie zum anderen die Auswertung der betrieblichen Erfahrungen zur Erfassung der Fehlleistungen am Arbeitsplatz. Vor Beginn der therapeutischen Phase sollte die Suche nach einem dem Leistungsprofil angemessenen Arbeitsplatz innerhalb des Unternehmens angeordnet werden. Erst danach wurde mit dem eigentlichen Integrationsprozess begonnen, in dem Herr G. an seine neue Tätigkeit herangeführt wurde und dabei entstehende Probleme in der therapeutischen Interaktion angegangen wurden. Die Unterteilung empfahl sich, da die Arbeitsfeldsuche vorhersagbar zeitaufwendig zu werden versprach und der von der Rentenversicherung bereitgestellte Zeitraum für die medizinisch-berufliche Rehabilitation möglichst effizient genutzt werden sollte.

In der neuropsychologischen Diagnostik fanden sich mit den Voruntersuchungen weitgehend vergleichbare Ergebnisse. Auffallend war eine im Untersuchungsverlauf über drei Stunden leicht nachlassende Arbeitssorgfalt sowie eine ausgesprochen schwache Leistung im TAP-Subtest visuelles Scanning, in dem es Herrn G. nicht gelang, eine sinnvolle Balance zwischen Bearbeitungstempo und Sorgfalt zu finden mit dem Ergebnis, dass die Entscheidung gegen das Vorliegen eines kritischen Reizes überdurchschnittlich schnell fiel, aber mit einer hohen Fehlerrate ungeachtet der Zeilen- oder Spaltenposition des kritischen Reizes. Hinzu kamen eine deutliche Schwäche in der verbalen Teilaufgabe des VVM sowie recht heterogene Resultate in Exekutivtests. Im Bürotest konnten die einfacheren Teilaufgaben (z. B. Lehrlinge einteilen) gut gelöst werden, bei schwierigeren Teilaufgaben (Briefmarken, Geburtstagseinladung) kam es nicht zu sinnvollen Ergebnissen. Im »Turm von London« war die Leistung noch altersentsprechend bei einer allerdings auffallenden Schwierigkeit, sich von einem einmal eingeschlagenen falschen Lösungsweg zu lösen. Im WCST war die Leistung deutlich auffällig.

Die Befindlichkeitseinschätzung vor und nach einem dreistündigen Untersuchungsblock war rundherum positiv, selbst die eingangs noch leicht reduzierte Selbstsicherheit erreichte nach der Untersuchung einen Maximalwert.

Die zeitliche Trennung zwischen Diagnostik und Therapie erwies sich als sehr sinnvoll, da sich die Suche nach einem geeigneten Arbeitsplatz im Rahmen des Betrieblichen Eingliederungsmanagements sehr schwierig gestaltete. Vor der Verletzung hatte Herr G. sehr selbstständig gearbeitet, auch im Ausland, und Entscheidungen von hoher (auch finanzieller) Tragweite getroffen, das trauten ihm seine Vorgesetzten den Erfahrungen nach der Verletzung zufolge nicht mehr zu. Er sei ein guter Mitarbeiter gewesen, hohe Flexibilität, hoher Einsatz und guter Überblick hätten ihn ausgezeichnet. Nach dem Unfall hätten sich Fehler gehäuft, die Arbeitspräzision habe gelitten, Kunden hätten sich beklagt, so dass er in der Position nicht zu halten gewesen sei. Er sei jetzt in den internen Dienst versetzt, er könne, wie der direkte Vorgesetzte mit sichtlicher Resignation vermerkte, durchaus Daten von A nach B transportieren, vorausgesetzt, es gebe dazwischen keine Abzweigung, dann würde sicherlich etwas schiefgehen. Dadurch stellte sich konkret die Frage, auf welcher Verantwortungsebene ein Einsatz vertretbar sein könnte. Hier wurde nach eingehender Abwägung auch die Ebene einer Teamassistenz als überfordernd bewertet.

Auf der Grundlage der diagnostischen Ergebnisse wurde mit Einverständnis des Herrn G. die Charakteristik exekutiver Störungen den engeren betrieblichen Bezugspersonen plastisch erklärt sowie auch die daraus folgende Konsequenz, andere Beurteilungskriterien für eine geeignete Tätigkeit zu finden. Auch und gerade eine Teamassistenz hat ständig Priorisierungsentscheidungen zu treffen, Pläne aufgrund veränderter Anforderungen umzuwerfen, die kritischen Punkte zu entdecken und flexibel Lösungen hierfür zu finden – alles Dinge, die Herr G.

nicht beherrscht. Sinnvoll sei vielmehr die Suche nach einer Tätigkeit mit hohem Routineanteil, wenig Entscheidungsbedarf, schon gar nicht unter Zeitdruck. Notwendig sei intensive Einarbeitung und Supervision gerade in der Anfangsphase.

Es ließ sich rasch klären, dass eine derartige Tätigkeit im Geschäftsbereich der Abteilung nicht zu finden sei. Die Herausforderung war daher, andere Abteilungsleiter zu motivieren, einen Mitarbeiter zu übernehmen, über dessen Leistungsfähigkeit wenig Erfreuliches zu berichten war, außer der stets unbestrittenen Tatsache, dass er ein netter und umgänglicher Mensch ist.

Herr G. selbst nahm an den Gesprächsrunden teil, ohne erkennbar auf die Kritik an seinem Leistungsvermögen zu reagieren. Auf die abschließende Frage, was er sich denn am besten vorstellen könne, entgegnete er, Terminplanung in Projekten würde er gerne machen, er wisse zwar, das sei etwas Planerisches (wenigstens auf dieser Ebene schienen die Rückmeldungen angekommen zu sein), aber er tue das gerne und habe viel Erfahrung.

Schließlich ergab sich eine Möglichkeit im betrieblichen Dokumentationswesen; es ging um die optische Aufarbeitung von Dokumenten im Sinne des betriebsüblichen Layouts, in Frage käme auch die entsprechende Bearbeitung von Intranet-Seiten. Wesentlich für diese Alternative warb das vergleichsweise hohe Prestige dieser Beschäftigung im Vergleich mit anderen Tätigkeiten hohen Strukturiertheitsgrades, in der Erwartung, dass dadurch die Akzeptanz für Herrn G. verbessert würde. Eine Vergütung auf dem bisherigen Niveau war für diese Tätigkeit natürlich undenkbar, es wurde angestrebt, das Gehaltsniveau deutlich zu senken. Um diesen Schritt nicht allzu drastisch werden zu lassen, wurde eine Bezuschussung durch das Integrationsamt in Erwägung gezogen. Herr G. war von diesen Aussichten nicht begeistert, akzeptierte sie jedoch, wobei die Leistungen seiner Berufsunfähigkeitsversicherung hier sicherlich hilfreich waren. Der Wechsel wurde somit entschieden, der Abteilungsleiterin wurde eine eingehende neuropsychologische Schulung und Supervision angeboten, um auf die kritischen Punkte angemessen achten zu können.

Mit dieser Entscheidung wurde bewusst auf den Versuch verzichtet, die erforderliche Kompetenz für die Bewältigung der Projektleitungsaufgaben wiederherzustellen. Dafür war nicht nur die zur Neige gehende Geduld der Vorgesetzten maßgeblich, sondern auch die vielfältigen einschlägigen Versuche in vorangegangenen stationären Therapien ohne praxisrelevante Erfolge. Gespräche mit Kollegen aus den vorbehandelnden Einrichtungen (zu denen uns Herr G. bereitwillig ermächtigt hat) ergaben, dass Herr G. so lange wenigstens im Ansatz befriedigende exekutive Entscheidungen trifft, wie er die Aufgabe als Herausforderung betrachtet; sobald er dies nicht mehr tut, weil er die Aufgabe als einfach oder als bereits gelöstes Problem betrachtet, häufen sich die Fehler. Es ist in langen Versuchen nicht gelungen, diese dysfunktionale Haltung zu verändern, auch vor dem Hintergrund der subjektiv geringen ökologischen Validität der dazu verwendeten Aufgaben (seinen beruflichen Aufgaben fühlt sich Herr G. schließlich gewachsen).

Erst nach dieser Entscheidung konnte die therapeutische Phase beginnen. Der Start erfolgte mit drei Stunden täglicher Arbeitsbelastung, obwohl Herr G.

bis dahin vollschichtig gearbeitet hatte, dies vor allem, um die zunehmende Fehlertendenz im zeitlichen Verlauf in den Griff zu bekommen. Zudem arbeitete er initial nur an drei Tagen pro Woche, um möglichst viel Zeit für therapeutische Interventionen zu haben.

Der Neuropsychologie stellten sich folgende Aufgaben:

- Verbesserung der Awareness
- Verbesserung der Arbeitssorgfalt
- Problemlösetraining
- Schulung der Vorgesetzten
- eventuell Versöhnung mit beruflichem Abstieg.

Die Verbesserung der Awareness ist von zentraler Bedeutung mit erheblichen Auswirkungen auf die anderen Defizite. Da die Bereitschaft zur Anpassung an Vorgaben stets gegeben war, das Problem vielmehr hauptsächlich im fehlenden Transfer auf andere Aufgaben bestand, versprachen operante Methoden wenig Effekte.

Der letzte Punkt war präventiv gedacht; zum Behandlungszeitpunkt bestand hierfür kein Erfordernis. Das Problemlösetraining war nicht intendiert als Versuch, doch die primär ausgeübte berufliche Funktion zu retten, sondern die erforderliche Kompetenz für die Bewältigung der neuen Aufgaben zu vermitteln. Wir konfrontierten Herrn G. daher mit Problemlöseaufgaben unterschiedlicher Schwierigkeitsgrade, baten ihn, nach erster Lektüre der Instruktion den Schwierigkeitsgrad einzuschätzen, und konfrontierten ihn anschließend mit seiner realen Lösungsleistung im Zusammenhang mit der Selbsteinschätzung. Wie häufig zu beobachten, waren die Erfolge dieser Strategie begrenzt; zu naheliegend sind nur temporär gültige Ausreden (»da habe ich gerade nicht aufgepasst«) ohne bleibende Konsequenz für die Selbstwahrnehmung. Es gelang aber immerhin, mit Herrn G. ein Bündnis herzustellen, in dem er sich bereitfand, sich in der Aufgabenbearbeitung ungeachtet seiner subjektiven Bewertung vorgegebenen Lösungsstrategien zu unterwerfen. Diese Strategien bestanden im Wesentlichen in einer Unterteilung der Aufgabe in Teilschritte und in einem Herangehen anhand von Standardfragen (»Was ist als nächstes zu tun?«, »Warum?«, »Was wird die Konsequenz sein?«, »Welche Alternativen stehen zur Verfügung?« ...).

Nicht unerwartet, schien der Einsatz dieser Strategien für Herrn G. äußerst anstrengend zu sein, so dass zusätzlich in den Zielkatalog ein wirksames Pausenmanagement auf der Basis einer Früherkennung von Ermüdung aufgenommen wurde.

Innerhalb des Trainingsprogramms zeigte die Vorgehensweise Wirkung; Herr G. verbesserte seine Problemlöseleistungen. Allerdings erwies sich der Transfer auf exekutive Aufgabenstellungen außerhalb der Therapie als eher gering; Herr G. interpretierte die vermittelten Strategien als Arbeitsbedingung in der Therapie, nicht als Hilfe für seinen Alltag, obwohl er verbal durchaus zu der Anerkennung bereit war, dass sich seine Trainingsleistungen durch ihren Einsatz verbessert haben.

In der Schulung der Vorgesetzten ging es häufig darum, wirksame Formen von Rückmeldungen für Fehlleistungen zu erarbeiten, aber auch um Frustrationsprävention, da Herr G. doch erhebliche Aufmerksamkeit im Team absorbierte. Die Rahmenbedingungen erwiesen sich als nicht unproblematisch; Herr G. war der einzige Mann in einem ansonsten durchweg weiblichen Team, aufgrund seines Charmes und seiner freundlichen Umgangsformen sozusagen Hahn im Korb, der jederzeit bereitwillig Unterstützung von seinen Kolleginnen bekam, nicht immer im Sinne seines Selbstständigkeitserwerbs und auch nicht im Sinne der Effektivität der Abteilung als Ganzes.

Dennoch gelang im Eingliederungszeitraum ein befriedigender Routine-Erwerb, der letztlich zu einer akzeptablen Arbeitsleistung in dem doch recht einfachen Anforderungsprofil führte. In der abschließenden Besprechung im Rahmen des Betrieblichen Eingliederungsmanagements (BEM nach SGB IX) bestand somit Einvernehmen, Herrn G. auf dieser Basis und mit den angesprochenen Subventionsmöglichkeiten weiter zu beschäftigen. Herr G. selbst stimmte dieser Lösung zu, betrachtete sie jedoch unverändert als Etappe auf dem Weg zu einer vollständigen Reintegration in seine Vertriebsposition, schließlich habe er gerade da die meisten Erfahrungen.

Die Awareness kann als verbessert gelten; Herr G. kann seine kognitiven Defizite benennen, sie auch in ihren Auswirkungen auf seine Leistungsfähigkeit einschätzen, leistet jedoch keinen wirklichen Transfer dieser Erkenntnis auf sein Handeln. Seine Arbeitssorgfalt ist besser geworden, jedoch größtenteils durch gesteigerten Routine-Erwerb, der jedoch seinerseits dazu führt, dass er in seinem Monitoring, in dem er geschult wurde, weiter nachzulassen droht. Die Zukunftsperspektive bleibt schwer zu kalkulieren.

Literatur

Adair JC, Na DL, Schwartz RL, Heilman KM (2003) Caloric stimulation in neglect: Evaluation of response as a function of neglect type. J Int Neuropsychol Soc, 9, 983-988.
Alderman N, Fry RK, Youngson HA (1995) Improvement of self-monitoring skills, reduction of behavior disturbance and the dysexecutive syndrome: Comparison of response-cost and a new programme of self-monitoring training. Neuropsychol Rehabil, 5, 193-221.
Angeleri F, Majkowski J, Cacchio G et al. (2002) Posttraumatic epilepsy risk factors: one-year prospective study after head injury. Epilepsia, 40, 1222-1230.
Annegers JF, Grabow JD, Groover RV et al. (1980) Seizures after head trauma: A population study. Neurology, 30, 683-689.
Antonucci G, Guariglia C, Judica A et al. (1995) Effectiveness of neglect rehabilitation in a randomized group study. J Clin Exp Neurospychol, 17, 383-389.
Arbeitsgemeinschaft wissenschaftlicher medizinischer Fachgesellschaften (AWMF) (2011) S3-Leitlinie Polytrauma/Schwerverletzten-Behandlung. AMWF-Register Nr. 012/019.
Aschenbrenner S, Tucha O, Lange, KW (2001) Regensburger Wortflüssigkeits-Test (RWT). Göttingen: Hogrefe.
Asikainen I, Kaste M, Sarna S (1999) Early and late posttraumatic seizures in traumatic brain injury rehabilitation patients: brain injury factors causing late seizures and influence of seizures on long-term outcome. Epilepsia, 40, 584-589.
Ayllon T, Cole A (2008) Münzverstärkung. In: Linden M, Hautzinger M (Hrsg.) Verhaltenstherapiemanual. Heidelberg: Springer.
Bäumler G (1974) Lern- und Gedächtnistest LGT-3. Göttingen: Hogrefe.
Bäumler G (1985) Farbe-Wort-Interferenztest FWIT. Göttingen: Hogrefe.
Barry E, Krumholz A, Bergey GK (1998) Nonepileptic posttraumatic seizures. Epilepsia, 39, 233-238.
Ben Yishay Y, Diller L (2011) Handbook of holistic neuropsychological rehabilitation. Oxford: Oxford University Press.
Berg's Card Sorting Test. Abrufbar unter http://pebl.sourceforge.net/wiki/index.php/Berg¬'s_Card_Sorting_Test (Zugriff am 26.03.2016).
Binet A, Simon T (1905) Application des methodes nouvelles au diagnostic du niveau intellectuel chez les enfants normaux et anormaux d'hospice et de ecole primaire. L'annee psychologique, 11, 245-336.
Bloch FS, Prins R (2001) Who returns to work and why? A six-country study on work incapacity and reintegration. New Brunswick: Transaction Publishers.
Bohman LE, Schuster JM (2013) Decompressive craniectomy for management of traumatic brain injury: an update. Curr Neurol Neurosci Rep, 13, 392.
Braakma R, Jennett WB, Minderhound JM (1988) Prognosis of the posttraumatic vegetative state. Acta Neurochir (Wien), 95, 49-52.
Brickenkamp R (1981) Test d2 Aufmerksamkeits-Belastungstest. Göttingen: Hogrefe.
Brihaye J, Frowein RA, Lindgren S et al. (1978) Report on the meeting of the WFNS neuro-traumatology committee, Brussels, 19th– 23rd September 1976. Acta Neurochir (Wien), 40, 181-186.
Bryant RA, Harvey AG (1999) Postconcussive symptoms and posttraumatic stress disorder after mild traumatic brain injury. J Nerv Ment Dis, 187, 302-305.

Buki A, Kovacs N, Czeiter E et al. (2015) Minor and repetitive head injury. Adv Tech Stand Neurosurg, 42, 147-192.

Bullerdiek M (2013) Dysphagiemanagement. In: Rollnik JD (Hrsg.) Die neurologisch-neurochirurgische Frührehabilitation. Heidelberg: Springer. S.117-130.

Bundesarbeitsgemeinschaft für Rehabilitation (BAR) (1995) Empfehlungen zur Neurologischen Rehabilitation von Patienten mit schweren und schwersten Hirnschädigungen in den Phasen B und C. Frankfurt: BAR.

Bundesarbeitsgemeinschaft für Rehabilitation (BAR) (1998) Das neurologische Reha-Assessment und Hinweise zur Prognoseeinschätzung in der Phase C. Frankfurt: BAR.

Bundesarbeitsgemeinschaft für Rehabilitation (BAR) (2005) Rahmenempfehlungen zur ambulanten neurologischen Rehabilitation. Frankfurt: BAR.

Bundesarbeitsgemeinschaft für Rehabilitation (BAR) (2014) Empfehlungen zur Phase E der neurologischen Rehabilitation. Frankfurt: BAR.

Burgess PW, Robertson IH (2002) Principles of the rehabilitation of frontal lobe function. In: Stuss DT, Knight RT (Eds.) Principles of frontal lobe function. Oxford: Oxford University Press. S. 557-572.

Butcher JN, Dahlstrom WG, Graham JR et al. (2000) Minnesota Multiphasic Personality Inventory®-2. Göttingen: Hogrefe.

Calabrese P, Markowitsch HJ (2003) Gedächtnis und Gehirn – neurobiologische Korrelate von Gedächtnisstörungen. Fortschr Neurol Psychiatr, 71, 211-219.

Carroll LJ, Cassidy JD, Cancelliere C et al. (2014) Systematic review of the prognosis after mild traumatic brain injury in adults: cognitive, psychiatric, and mortality outcomes: results of the International Collaboration on Mild Traumatic Brain Injury Prognosis. Arch Phys Med Rehabil, 95 (3): S152-73.

Cattell JM (1890) Mental tests and their measurements. Mind (London), 15, 373-380.

Chestnut RM, Marshall LF, Klauber MR et al. (1993) The role of secondary brain injury in determining the outcome from severe head injury. J Trauma, 34, 216-222.

Choi S, Barbes TY, Bullock R et al. (1994) Temporal profile of outcomes in severe head injury. J Neurosurg, 8, 169-173.

Cicerone KD, Giacino JT (1992) Remediation of executive function deficits after traumatic brain injury. NeuroRehabil, 2, 12-22.

Ciurleo R, Bramanti P, Calabro RS (2013) Pharmacotherapy for disorders of consciousness: are »awakening« drugs really a possibility? Drugs, 73, 1849-1862.

Claros-Salinas D, Guthke T (2009) Untersuchungsprotokoll zu Störungen des Rechnens und der Zahlenverarbeitung EC301. Deutsche Adaptation. KMB: München.

Coelho CA, Le K, Mozeiko J et al. (2012) Discourse production following injury to the dorsolateral prefrontal cortex. Neuropsychologia, 50, 3564-3572.

Cooper P (1982) Head injury. Baltimore: Williams & Wilkins.

Corriga, JD, Bogner JA, Mysiw WJ (2001) Life satisfaction after traumatic brain injury. J Head Trauma Rehabil, 16, 543-555.

Deb S, Lyons I, Koutzoukis C (1999a) Neurobehavioural symptoms one year after head injury. Br J Psychiatr, 174, 360-365.

Deb S, Lyons I, Koutzoukis C et al. (1999b) Rate of psychiatric illness 1 year after traumatic brain injury. Am J Psychiatr, 156, 374-378.

Deloche G, Seron X (1989) Protocole de depitages des troubles du calcul et du traitment des nombres EC301. Paris: Hopital la Salpetriere.

Dettmers C, Weiller C (2004) Fahreignung bei neurologischen Erkrankungen. Bad Honnef: Hippocampus.

Deutsche Rentenversicherung (DRV) (2012) Reha-Therapiestandards Schlaganfall – Phase D. Berlin: DRV.

DIMDI – Deutsches Institut für Medizinische Dokumentation und Information (2014) Downloadcenter Klassifikationen, Terminologien und Standards. ICD-10-GM 2014 Systematik Buchfassung PDF (www.dimdi.de/dynamic/de/klassi/downloadcenter/icd-¬10-gm/version2014/systematik/, Zugriff am 16.12.2016).

Drechsler R (1997) Sprachstörungen nach Schädelhirntrauma. Tübingen: Narr.

Düker H, Lienert GA, Lukesch H, Mayrhofer S (2001) Konzentrations-Leistungs-Test KLT. Göttingen: Hogrefe.
Ehlers A, Mayou RA, Bryant B (1998) Psychological predictors of chronic posttraumatic stress disorder after motor vehicle accidents. J Abnorm Psychol, 107, 508-519.
Eilander HJ, Wijnen VJ, Scheirs JG et al. (2005) Children and young adults in a prolonged unconscious state due to severe brain injury: outcome after an early intensive neurorehabilitation programme. Brain Inj, 19, 425-436.
Erzigkeit H (2007) Syndrom-Kurztest zur Erfassung von Gedächtnis- und Aufmerksamkeitsstörungen. Göttingen: Hogrefe.
Fahrenberg J, Hampel R, Selg H (2010) Freiburger Persönlichkeitsinventar. Göttingen: Hogrefe.
Fels M, Geissner E (1997) Neglect-Test (NET). Ein Verfahren zur Erfassung visueller Negectphänomene. Göttingen: Hogrefe.
Ferstl EC, Guthke T (1998) Diskursanalyse als Hilfsmittel zur klinischen Evaluation von nicht-aphasischen Sprachstörungen. In: Ohlendorf IM, Widdig W, Malin JP (Hrsg.) Bonn-Bochumer Beiträge zur Neuropsychologie und Neurolinguistik, Band 5. Freiburg: HochschulVerlag. S. 39-68.
Ferstl EC, Guthke T, von Cramon DY (2002) Text comprehension after brain injury: Left prefrontal lesions affect inference processes. Neuropsychology, 16, 292-308.
Finauer G (2007) Therapiemanuale zur neuropsychologischen Rehabilitation. Heidelberg: Springer.
Firsching R, Haupt WF (2005) Geschichte und Epidemiologie des Schädel-Hirn-Traumas. In: Wallesch CW, Unterberg A, Dietz V (Hrsg.) Neurotraumatologie. Stuttgart: Thieme. S. 1-5.
Firsching R, Woischneck D, Diedrich M et al. (1998) Early magnetic resonance imaging of brainstem lesions after severe head injury. J Neurosurg, 89, 707-712.
Firsching R, Woischneck D, Klein S et al. (2001) Classification of severe head injury based on magnetic resonance imaging. Acta Neurochirurgica Wien, 143, 263-271.
Firsching R, Woischneck D, Reisberg, S. (2005) Bildgebung beim Schädel-Hirn-Trauma. In: WalleschCW, Unterberg A, Dietz V (Hrsg.) Neurotraumatologie. Stuttgart: Thieme. S. 39-53.
Firsching R, Woischneck D, Reisberg S et al. (2003) Prognostische Bedeutung der MRT bei Bewusstlosigkeit nach Schädelhirnverletzung. Dt Ärztebl, 27, 1868-1874.
Fork M, Bartels C, Grubich C et al. (2005) Neuropsychological sequelae of diffuse traumatic brain injury. Brain Inj, 19, 101-108.
Frank B, Schlote A, Hasenbein U, Wallesch CW (2006) Prognosis and prognostic factors in ADL-dependent stroke patients during their first in-patient rehabilitation – a prospective multicentre study. Disabil Rehabil 28, 1311-1318.
Franke GH, Mähner N, Reimer J et al. (2000) Erste Überprüfung des Essener Fragebogens zur Krankheitsbewältigung (EFK). Z Diff Diagn Pychol, 21, 166-172.
Frassinetti F, Angeli V, Meneghello F, Avanzi S, Ladavas E (2002) Long-lasting amelioration of visuospatial neglect by prism adaptation. Brain, 125, 608-623.
Fries W, Lössl H, Wagenhäuser S (2007) Teilhaben! Stuttgart: Thieme.
Frommberger UH, Stieglitz R-D, Nyberg F. et al. (1998) Prediction of posttraumatic stress disorder by immediate reactions to trauma. Eur Arch Clin Neurosci, 248, 316-321.
Frommelt P (2010) Historische Perspektiven der Neurorehabilitation. In: Frommelt P, Lösslein H (Hrsg.) Neurorehabilitation. Heidelberg: Springer. S 35-56.
Gauggel S (2003) Grundlagen und Empirie der neuropsychologischen Therapie: Neuropsychotherapie oder Hirnjogging? Z Neuropsychol, 14: 217-246.
Gauggel S (2010) Marburger Kompetenzskala MKS (www.psychometrikon.de, Zugriff am 16.12.2016).
Gauggel S, Deckersbach T (1995) Skala zur Beurteilung von Handlungs-, Planungs- und Problemlösestörungen HPP-S und HPP-F. (www.psychometrikon.de, Zugriff am 16.12.2016).
Gauggel S, Böcker M (2004) Aufmerksamkeits-Netzwerk-Test. Psychometrikon (www.psychometrikon.de, Zugriff am 16.12.2016).

Gauggel S, Sturm W (2005) Leitlinien für neuropsychologische Diagnostik und Therapie. Z Neuropsychol, 16 (4), 175-199.
Gauggel S, Volz-Sidiropoulou E, Niemann H (2015) SEA – Skala zur Erfassung von Aufmerksamkeitsdefiziten. Psychometrikon (www.psychometrikon.de, Zugriff am 16.12.2016).
Gelb A, Goldstein K (1920) Psychologische Analysen hirnpathologischer Fälle. Leipzig: Barth.
Gennarelli TA (1994) Cerebral concussion and diffuse brain injuries. In: Cooper PR (Ed.) Head Injury. 3rd ed. Baltimore: Williams & Wilkins. S. 137-158.
Georgiou AP, Manara AR (2013) Role of therapeutic hypothermia in improving outcome after traumatic brain injury: a systematic review. Br J Anaesth, 110, 357-367.
Giacino JT, Ashwai S, Child, N et al. (2002) The minimally conscious state. Neurology, 58, 349-353.
Giza CC, Hovda DA (2004) The pathophysiology of traumatic brain injury. In: Lovell MR, Echemendia RJ, Barth JT, Collins MW (Eds.) Traumatic brain injury in sports: An international neuropsychological perspective. Exton, PA: Swets & Zeitlinger. S. 45-70.
Glindemann R, von Cramon DY (1995) Kommunikationsstörungen bei Patienten mit Frontalhirnläsionen. Sprache, Stimme, Gehör, 19, 1-7.
Goodglass H, Kaplan E (1983) The assessment of aphasia and related disorders. Philadelphia: Lea & Febinger.
Gordon WA, Hibbard MR, Egelko S et al. (1985) Perceptual remediation in patients with right brain damage: a comprehensive program. Arch Phys Med Rehab, 66, 353-359.
Grant E, Berg EA (1948) Wisconsin Card Sorting Test. J Exp Psychol, 38, 404-411.
Gray JM, Robertson IH, Pentland B, Anderson S (1992) Microcomputer-based attentional retraining after brain damage. A randomized group-controlled trial. Neuropsychol Rehabil, 2, 97-115.
Gronwall DM (1977) Paced auditory serial-addition task: a measure of recovery from concussion. Percept Mot Skills, 44, 367-373.
Haas DC, Ross GS (1986) Transient global amnesia triggered by mild head trauma. Brain, 109, 251-257.
Hamrin E, Wohlin A (1982) Evaluation of the functional capacity of stroke patients through an activity index. Scand J Rehabil Med, 14, 93-100.
Hannay HL, Levin HS, Grossman RG (1979) Impaired recognition memory after head injury. Cortex, 15, 269-283.
Harth S, Münte TF, Müller SV (2005) Wie wirksam ist kognitive Gruppentherapie bei exekutiver Dysfunktion? Neurol Rehabil, 11, 279-288.
Hartje W (2004) Neuropsychologische Begutachtung. Göttingen: Hogrefe.
Häusler J, Sturm W (2009) Konstruktvalidierung einer neuen Testbatterie für Wahrnehmungs- und Aufmerksamkeitsfunktionen (WAF). Z Neuropsychol, 20, 327-339.
Heaton RK, Chelune GJ, Talley J L, Kay GG, Curtiss G (1993) Wisconsin Card Sorting Test Manual: Revised and expanded. Odessa (FL): Psychological Assessment Resources, Inc.
Heidler MD (2007) »Kognitive Dysphasien« – Klassifikation, Diagnostik und Therapie nichtaphasischer zentraler Sprachstörungen. Forum Logopädie, 1, 20-27.
Heubrock D (1995) Neuropsychological assessment of suspected malingering – reserach results and evaluation techniques. Diagnostica, 41, 303-321.
Himaj J, Müller E, Fey B et al. (2011) Elzacher Konzept und Leistungskatalog der therapeutischen Pflege in der neurologischen Frührehabilitation (Phase B). Rehabilitation, 50, 94-102.
Hoffmann B, Karbe H, Krusch C et al. (2006) Patientencharakteristika in der neurologisch/neurochirurgischen Frührehabilitation (Phase B): Eine multizentrische Erfassung im Jahr 2002 in Deutschland. Akt Neurol, 33, 287-296.
Horn W (1983) Leistungsprüfsystem LPS. Göttingen: Hogrefe.
Horn W, Lukesch H, Mayrhofer S, Kormann A (2003) Prüfsystem für Schul- und Bildungsberatung PSB-R 6-13. Göttingen: Hogrefe.

Horn R (Hrsg.) (2009) Standard Progressive Matrices (SPM). (Deutsche Bearbeitung und Normierung nach J. C. Raven.) 2. Aufl. Frankfurt: Pearson Assessment.

Hughes DG, Jackson A, Mason DL et al. (2004) Abnormalities on magnetic resonance imaging seen acutely following mild traumatic brain injury: correlation with neuropsychological tests and delayed recovery. Neuroradiology, 46, 550-558.

Huisman TAGM, Schwamm LH, Schaefer PW et al. (2004) Diffusion tensor imaging as potential biomarker of white matter injury in diffuse axonal injury. Am J Neuroradiol, 25, 370-376.

Huisman TAGM, Sorensen AG, Hergan K et al. (2003) Diffusion-weighted imaging for the evaluation of diffuse axonal injury in closed head injury. J Comput Assist Tomogr, 27, 5-11.

Hwang SW, Colantonio A, Chiu S et al. (2008) The effect of traumatic brain injury on the health of homeless people. CMAJ, 179, 779-784.

Jamieson M, Cullen B, McGee-Lennon M, Brewster S, Evans JJ (2014) The efficacy of cognitive prosthetic technology for people with memory impairments: a systematic review and meta-analysis. Neuropsychological Rehabilitation, 24, 419–44.

Jentzsch RT, Guthke T, Ferstl EC (2009) Das Verstehen von emotionalen und zeitlichen Aspekten des Situationsmodells: Defizite von Patienten mit frontaler Hirnschädigung. Neurolinguistik, 23, 23-48.

Jorch G, Fitze G, Kieslich M et al. (2011) Das Schädel-Hirn-Trauma im Kindesalter. Leitlinie im AWMF-Register 024/018, www.awmf.org.

Jorge RE, Robinson RG, Moser D et al. (1994) Major depression following traumatic brain injury. Arch Gen Psychiatr, 61, 42-50.

Kaiser G, Urbach T, Wallesch CW (2013) Diagnostik und Therapie von Kommunikationsstörungen in der Frührehabilitation. In: Rollnik JD (Hrsg.) Die neurologisch-neurochirurgische Frührehabilitation. Heidelberg: Springer. S. 99-116.

Karbe E, Brand M, Kessler J (2002a) Zahlenverarbeitungs- und Rechentest ZRT. Göttingen: Hogrefe.

Karbe E, Brand M, Kessler J (2002b) Test zum kognitiven Schätzen TKS. Göttingen: Hogrefe.

Karnath HO, Zihl J (2012) Rehabilitation bei Störungen der Raumkognition. Leitlinie AWMF, Reg. Nr. 030/126 (www.awmf.org, Zugriff am 16.12.2016).

Keller I, Maser I (2004) Aiblinger Akalkulie-Screening AKS. Göttingen: Hogrefe.

Kerkhoff G (2003) Neglect und assoziierte Störungen. Göttingen: Hogrefe.

Kerkhoff G, Marquardt C, Jonas M, Ziegler, W (2001) Repetitive optokinetische Stimulation (R-OKS) zur Behandlung des multimodalen Neglects. Neurol Rehabil 7, 179-184.

Kerkhoff G, Münßinger U, Eberle-Strauss G, Stögerer E (1992) Rehabilitation of hemianopic alexia in patients with postgeniculate visual field disorders. Neuropsychol Rehabil, 2, 21-42.

Kessler J, Schaaf A, Mielke R (1993) Fragmentierter Bildertest. Göttingen: Hogrefe.

Kleist K (1934) Gehirnpathologie. Leipzig: JA Barth.

Klauer T, Filipp SH (1993) Trierer Skalen zur Krankheitsbewältigung. Göttingen: Hogrefe.

Kopelman MD, Wilson BA, Baddeley AD (1990) The Autobiographical Memory Interview AMI (Deutsche Version: Calabrese P, Babinsky R, Markowitsch HJ (1997) Altgedächtnisinterview AGI) Bury St. Edmunds: Thames Valley Test Company.

Kreuzpointner L, Lukesch H, Horn W (2013) Leistungsprüfsystem 2. Göttingen: Hogrefe.

Kühlwein HS (2006) Evaluation eines computergestützten Trainings zur geteilten Aufmerksamkeit. Unveröffentlichte Diplomarbeit. Philosophische Fakultät, Friedrich-Alexander-Universität Erlangen.

Küst J (2006) Ratgeber zur Fahreignung bei neurologischen Erkrankungen. Idstein: Schulz-Kirchner-Verlag.

Kulke, H (2007) Experimente zur Aufmerksamkeitsteilung – Veränderungen durch Übung. Dissertation, Fakultät für Informations- und Kognitionswissenschaften, Eberhard-Karls-Universität Tübingen.

Kulke H, Schellig D (1995) DIVTRAIN – Programm zum Training der geteilten Aufmerksamkeit. (http://www.drkulke.de/drkulke/divtrain, Zugriff am 16.12.2016).

Kulke H, Schupp W (2006) Verzahnung neuropsychologischer Belastungsdiagnostik mit berufsbezogener Erprobung – ein Kooperationsmodell zwischen Rehabilitationsklinik und berufsfördernden Einrichtungen. In: Müller-Fahrnow W, Hansmeier T, Karoff M (Hrsg.) Wissenschaftliche Grundlagen der medizinisch-beruflich orientierten Rehabilitation. Lengerich, Pabst Science Publishers. S 155-171.

Lautenschläger S, Löffler S, Andres D et al. (2013) Therapie von kognitiven und Verhaltensstörungen in der Frührehabilitation. In: Rollnik JD (Hrsg.) Die neurologisch-neurochirurgische Frührehabilitation. Heidelberg: Springer. S 61-91.

Leclercq M, Azouvi P (2002) Attention after traumatic brain injury. In: Leclercq M, Zimmermann P (Hrsg.) Applied neuropsychology of attention. New York, Psychology Press. S. 251-273.

Leplow B, Blunck U, Schulze K, Ferstl R (1993) Der Kieler Altgedächtnistest. Diagnostica 39, 240-256.

Levin HS, High WM, Goethe KE et al. (1987) The neurobehavioural rating scale: assessment of the behavioural sequelae of head injury by the clinician. J Neurol Neurosurg Psychiatr 50, 183-193.

Levin HS, McCauley SR, Josic CP et al. (2005) Predicting depression following mild traumatic brain injury. Arch Gen Psychiatr, 62, 523-528.

Logi F, Pasqualetti P, Tomaiuolo F (2011) Predict recovery of consciousness in post-acute severe brain injury: the role of EEG activity. Brain Inj, 25, 972-979.

Lombardi F (2008) Pharmacological treatment of neurobehavioural sequelae of traumatic brain injury. Eur J Anaesthesiol Suppl, 42, 131-136.

Lücking CH, Wallesch CW (1996) Bewusstseinsstörungen. In: Neundörfer B, Schneider E, Dittmann V, Pöldinger W (Hrsg.) Atlas der Nervenheilkunde. Karlsruhe: Braun. S. 250-263.

Luria AR (1962) Higher Cortical Functions in Man. Moskau: Moscow University Press.

Luria AR (1973) The Working Brain. New York: Basic Books.

Luria AR (1987) The Man with a shattered World: The History of a Brain Wound. Harvard: Harvard University Press.

Mahoney FI, Barthel DW (1965) Functional evaluation: The Barthel Index. Md State Med J, 14, 61-65.

Marquardt C, Kerkhoff G (2010) READ. Verlag MedCom (www.medicalcomputing.de, Zugriff am 16.12.2016).

Marschner G (1972) Revisions-Test (Rev.T.). Göttingen: Hogrefe.

Marschner G (1981) Büro-Test. Göttingen: Hogrefe.

Mazaux JM, Masson F, Levin HS et al. (1997) Long-term neuropsychological outcome and loss of social autonomy after traumatic brain injury. Arch Phys Med Rehabil, 78, 1316–1320.

McCrea MA (2008) Mild traumatic brain injury and postconcussion syndrome. New York: Oxford University Press.

McDonald S, Togher L, Code C (1999) Communication disorders following traumatic brain injury. Hove: Psychology Press.

McGlynn SM, Schacter DL (1989) Unawareness of deficits in neuropsychological syndromes. J Clin Exp Neuropsychol, 11, 143-205.

Mehrhoff F, Meindl RC, Muhr G (2005) Unfallbegutachtung. Berlin: De Gruyter.

Mendelow AD, Unterberg A (2007) Surgical treatment of intracerebral hemorrhage. Curr Opin Crit Care, 13, 169-174.

Menzel-Begemann A (2011) Organisation und Planung eines Ausflugs O-P-A. Göttingen: Hogrefe.

Merten T (2014) Beschwerdenvalidierung. Göttingen: Hogrefe.

Messori A, Polonara G, Mabiglia C et al. (2003) Is hemosiderin visible indefinitely on gradient-echo MRI following traumatic intracerebral hemorrhage? Neuroradiology, 45, 881-886.
Metzler P, Voshage J, Rösler P (2010) Berliner Amnesietest BAT. Göttingen: Hogrefe.
Mittl RL, Grossman RI, Hiehle JF et al. (1994) Prevalence of MR evidence of diffuse axonal injury in patients with mild head injury and normal head CT-findings. AJNR, 15, 1583-1589.
Moede W (1917) Die Untersuchung und Übung des Gehirngeschädigten nach experimentellen Methoden. Langensalza: Hermann Beyer & Söhne.
Möllmann FT, Rieger B, Moskop D, Wassmann H (2006) Unfallursachen. In: Rickels E, von Wild K, Wenzlaff P, Bock WJ (Hrsg.) Schädel-Hirn-Verletzung. München: Zuckschwerdt, S. 127-138.
Müller SV (2013) Störungen der Exekutivfunktionen. Göttingen: Hogrefe.
Müller SV, Benke T, Bohlhalter S et al. (2011) Leitlinie Diagnostik und Therapie von exekutiven Dysfunktionen bei neurologischen Erkrankungen. AWMF-Leitlinie Reg. Nr. 030/125 (www.awmf.org, Zugriff am 16.12.2016).
Münsterberg H (1914) Grundzüge der Psychotechnik. Leipzig: Barth.
Muthny FA (1989) Freiburger Fragebogen zur Krankheitsverarbeitung. Weinheim: Beltz Test.
Nasreddine Z (2003) Montreal Cognitive Assessment MOCA (www.mocatest.org, Zugriff am 16.12.2016).
Neumann-Zielke L, Riepe J, Roschmann R, Schötzau-Fürwentsches P, Wilhelm H (2009) Leitlinie neuropsychologische Begutachtung. Z Neuropsychol, 20, 69-83.
Niedeggen M, Jörgens S (2005) Visuelle Wahrnehmungsstörungen. Göttingen: Hogrefe.
Niemann H, Sturm W, Thöne-Otto AIT, Willmes K (2008) California Verbal Learning Test – Deutsche Adaptation. Göttingen: Hogrefe.
Niemann H, Gauggel S (2014) Störungen der Aufmerksamkeit. In: Karnath HO, Goldenberg G, Ziegler W (Hrsg.) Klinische Neuropsychologie – Kognitive Neurologie. Stuttgart: Thieme. S. 164-180.
Niemann H, Ruff RM, Baser CA (1990) Computer-assisted attention retraining in head injured individuals: a controlled efficacy study of an outpatient program. J Consult Clin Psychol, 58, 811-817.
Niemann H, Volz-Sidiropoulou E, Gauggel S (2011) Aufmerksamkeits-Kompensations-Fragebogen AKO. Psychometrikon (www.psychometrikon.de, Zugriff am 16.12.2016).
Niemann H, Hartje W (2015) Fahreignung bei neurologischen Erkrankungen. Göttingen: Hogrefe.
Ommaya AK, Gennarelli TA (1974) Cerebral concussion and traumatic unconsciousness. Correlation of experimental and clinical observations of blunt head injuries. Brain, 97, 633-654.
O'Neill J, Hibbard M, Brown M et al. (1998) TBI Research Review: Return to work after traumatic brain injury. New York: Mount Sinai School of Medicine, Department of Rehabilitation Medicine.
Pechtold K, Jankowski P (2000) Handeln lernen. München: Urban & Fischer.
Petermann F (2012) Wechsler Adult Intelligence Scale – WAIS IV. Göttingen: Hogrefe.
Peschke V (2004) Burgauer Bedside Screening. PSYDAT (www.psydat.de, Zugriff am 16.12.2016).
Pizzamiglio L, Fasotti L, Jehkonen M et al. (2004) The use of optokinetic stimulation in rehabilitation of neglect disorder. Cortex, 40, 441-450.
Plänitz H, Jochheim KA (2000) Schädel-Hirn-Traumen. In: Rauschelbach HH, Jochheim KA, Widder B (Hrsg.) Das neurologische Gutachten. 4. Aufl. Stuttgart: Thieme. S. 199-220.
Platz T (2013) Evidenzbasierte Konzepte der motorischen Rehabilitation: Ergotherapie und Physiotherapie. In: Rollnik JD (Hrsg.) Die neurologisch-neurochirurgische Frührehabilitation. Heidelberg: Springer. S.131-154.

Poeck K (1983) What do we mean by »aphasic syndromes«? A neurologist's view. Brain Lang, 20, 79-89.

Ponsford J, Kinsella G (1992) Attentional deficits following severe closed head injury. J Clin Exp Neuropsychol, 14, 822-838.

Poppelreuter W (1916) Aufgaben und Organisation der Hirnverletzten-Fürsorge. Leipzig: Vogel.

Poppelreuter W (1917) Die psychischen Schädigungen durch Kopfschuss im Kriege 1914/16. Band I: Die Störungen der niederen und höheren Sehleistungen durch Verletzungen des Okzipitalhirns. Leipzig: Verlag von Leopold Voss.

Poppelreuter W (1918) Die psychischen Störungen durch Kopfschuss im Kriege 1914/17. Band II: Die Herabsetzung der körperlichen Leistungsfähigkeit und des Arbeitswillens durch Hirnverletzung im Vergleich zu Normalen und Psychogenen. Leipzig: Verlag von Leopold Voss.

Preilowski B (2000) Zur Geschichte der Neuropsychologie. In: Sturm W, Herrmann M, Wallesch CW (Hrsg.) Lehrbuch der Klinischen Neuropsychologie. Lisse: Swets & Zeitlinger. S. 3-24.

Preilowski B (2009) Zur Geschichte der Neuropsychologie. In: Sturm W, Herrmann M, Münte TF (Hrsg.) Lehrbuch der Klinischen Neuropsychologie. 2. Aufl. Heidelberg: Springer. S. 5-31.

Prigatano GP (2003) Prinzipien der neuropsychologischen Rehabilitation. Heidelberg: Springer.

Prigatano GP, Schacter DL (1991) Awareness of deficit after brain injury. New York: Oxford University Press.

Prosiegel M, Böttge S, Schenk T et al. (1996) Der erweiterte Barthel-Index (EBI) – eine neue Skala zur Erfassung von Fähigkeitsstörungen bei neurologischen Patienten. Neurol Rehabil, 2, 7-13.

Rauschelbach HH (2000) Bewertungstabellen. In: Rauschelbach HH, Jochheim KA, Widder B (Hrsg.) Das Neurologische Gutachten. Stuttgart: Thieme. S. 84-102.

Reuther P, Hendrich A, Kringler W, Vespo E (2012) Die neurologische Rehabilitations-Phase E: Nachgehende Leistungen zur sozialen (Re-) Integration und Teilhabe – ein Kontinuum? Rehabilitation, 51, 424-430.

Rickels V (2006) Begleitverletzungen. In: Rickels E, von Wild K, Wenzlaff P, Bock WJ (Hrsg.) Schädel-Hirn-Verletzung. München: Zuckschwerdt. S. 139-141.

Rickels V, von Wild K, Wenzlaff P (2010) Head injury in Germany: a population-based prospective study on epidemiology, causes, treatment and outcome of all degrees of head-injury severity in two distinct areas. Brain Inj, 24, 1491-1504.

Riddoch JM, Humphreys GW, Robertson I (1993) Birmingham Object Recognition Battery BORB. London: Psychology Press.

Risetti M, Formisano R, Toppi J et al. (2013) On ERPs detection in disorders of consciousness rehabilitation. Front Hum Neurosci, 7, 775.

Robertson IH, Mattingley JB, Rorden C, Driver J (1998) Phasic alerting of neglect patients overcomes their spatial deficit in visual awareness. Nature, 395, 169-172.

Robinson LR, Micklesen PJ, Tirschwell DL, Lew HL (2003) Predictive value of somatosensory evoked potentials for awakening from coma. Crit Care Med, 31, 960-967.

Rockstroh S (2000) Neuropharmakologie, Psychopharmakologie. In: Sturm W, Herrmann M, Wallesch CW (Hrsg.) Lehrbuch der klinischen Neuropsychologie. Lisse: Swets & Zeitlinger. S. 141-153.

Röhring S, Kulke H, Reulbach U et al. (2004) Effektivität eines neuropsychologischen Trainings von Aufmerksamkeitsfunktionen im teletherapeutischen Setting. Neurol Rehab, 10, 239-246.

Rollnik JD, Neunzig HP, Seger W (2012) Versuch einer Operationalisierung und praxisorientierten Erweiterung des Frühreha-Indexes (»niedersächsischer Frühreha-Index). Rehabilitation, 51, 194-199.

Rollnik JD, Sailer M, Kiesel J et al. (2014) Multizentrische Evaluationsstudie zur medizinisch-beruflichen Rehabilitation (MEmbeR). Rehabilitation, 53, 87-93.

Roschmann R. Bodenburg S, Kulke H et al. (2006) Neuropsychologische Versorgung. In: Pawils S, Koch U (Hrsg.) Psychosoziale Versorgung in der Medizin. Stuttgart: Schattauer. S 251-264.
Rosetti Y, Rode G, Pisella L et al. (1998) Prism adaptation to a rightward optical deviation rehabilitates left hemispatial neglect. Nature, 395, 166-169.
Ruff RM (2011) Mild traumatic brain injury and neural recovery: Rethinking the debate. NeuroRehabilitation, 28, 167-180.
Ruff RM, Mahaffey R, Engel J et al. (1994) Efficay study of THINKable in the attention and memory retraining of traumatically head-injured patients. Brain Injury, 8, 3-14.
Rüsseler J, Hasselhorn M, Heuer H, Rösler F (2009) Neuropsychologische Therapie: Grundlagen und Praxis der Behandlung kognitiver Störungen bei neurologischen Erkrankungen. Stuttgart: Kohlhammer.
Sakowitz OW, Unterberg AW (2005) Akutversorgung und Therapie des Schädel-Hirn-Traumas (SHT). In: Wallesch CW, Unterberg A, Dietz V (Hrsg.) Neurotraumatologie. Stuttgart: Thieme. S. 54-78.
Scheid R, Preul C, Gruber O et al. (2003) Diffuse axonal injury associated with chronic traumatic brain injury: Evidence from T2*-weighted gradient echo imaging at 3T. AJNR, 24, 1049-1056.
Scheid R, Walther K, Guthke T et al. (2006) Cognitive Sequelae of Diffuse Axonal Injury. Arch Neurol, 63, 418-424.
Schellig D, Drechsler R, Heinemann D, Sturm W (2009) Handbuch neuropsychologischer Testverfahren: Band 1: Aufmerksamkeit, Gedächtnis, exekutive Funktionen. Göttingen: Hogrefe.
Schellig D, Schächtele B (2009) Visueller und verbaler Merkfähigkeitstest VVM. Göttingen: Hogrefe.
Schindler I, Kerkhoff G, Karnath HO et al. (2002) Neck muscle vibration induces lasting recovery in spatial neglect. J Neurol Neurosurg Psychiat, 73, 412-419.
Schneider HJ, Schneider M, Rosen F et al. (2004) Hypophyseninsuffizienz nach Schädel-Hirn-Trauma: ein häufig unerkanntes Problem. Dt Ärztebl, 101, A-712-717.
Schütze M, Dauch WA, Guttinger M (1999) Risikofaktoren für posttraumatische Anfälle und Epilepsie. Zentralbl Neurochir, 60, 163-167.
Schönle PW (1995) Der Frühreha-Barthelindex (FRB) – eine frührehabilitationsorientierte Erweiterung des Barthel-Index. Rehabilitation, 34, 69-73.
Schönle PW (2005) Prognose und Rehabilitation nach Schädel-Hirn-Trauma. In: Wallesch CW, Unterberg A, Dietz V (Hrsg.) Neurotraumatologie. Stuttgart: Thieme. S. 95-117.
Schorl M, Roehrer S (2008) Das Sinking-Skin-Flap-Syndrom (SSFS) – eine klinisch relevante Komplikation nach dekompressiver Kraniektomie. Akt Neurol, 35, 340-344.
Schuhfried F (1978) Wiener Testsystem WTS (www.schuhfried.at, Zugriff am 16.12.2016).
Schupp W, Kulke H (2009) Neurologie. In: Hillert A, Müller-Fahrnow W, Radoschewski FM (Hrsg.) Medizinisch-beruflich orientierte Rehabilitation. Köln: Deutscher Ärzte Verlag. S. 301-315.
Silver JM, Koumaras B, Chen M et al. (2006) Effects of rivastigmine on cognitive function in patients with traumatic brain injury. Neurology, 67, 748-755.
Sohlberg MM, Mateer CA (1989) Training use of compensatory memory books: a three-stage behavioral approach. J Clin Exp Neuropsychol, 11, 871-891.
Sohlberg MM, McLaughlin KA, Pavese A et al. (2000) Evaluation of attention process training with acquired brain injury. J Clin Exp Neuropsychol, 22, 656-676.
Spikman JM, Kiers HA, Deelman BG, van Zomeren AH (2001) Construct validity of concepts of attention in healthy controls and patients with CHI. Brain Cogn, 47, 446-460.
Starmark JE, Stalhamme D, Holmgren E, Rosander B (1988) A comparison of Glasgow Coma Scale and the Reaction Level Scale (RLS 85). J Neurosurg, 69, 699-706.
Stathopoulou S, Lubar JF (2004) EEG changes in traumatic brain injured patients after cognitive rehabilitation. J Neurotherapy, 8, 21-51.

Stone VE, Baron-Cohen S, Knight RT (1998) Faux Pas Recognition Test. (http://www.midss.org/content/faux-pas-test-adult-and-child-versions, Zugriff am 16.12.2016).
Sturm W (2005) Aufmerksamkeitsstörungen. Göttingen: Hogrefe.
Sturm W, George S, von Giesen HJ et al. (2012) Diagnostik und Therapie von Aufmerksamkeitsstörungen bei neurologischen Erkrankungen. Leitlinie AWMF, Reg.Nr. 030/135 (www.awmf.org, Zugriff am 16.12.2016).
Sturm W, Willmes K, Orgass B, Hartje W (1997) Do specific attention deficits need specific training? Neuropsychol Rehabil, 7, 81-103.
Stuss DT, Ely P, Hugenholtz D (1985) Subtle neuropsychological deficits in patients with good recovery after closed head injury. Neurosurgery, 17, 41–47.
Teasdale G, Jennett B (1974) Assessment of coma and impaired consciousness: a practical scale. Lancet, 2, 81-84.
Thöne-Otto AIT, Ackermann H, Benke T et al. (2012) Diagnostik und Therapie von Gedächtnisstörungen. In: Diener HC, Weimar C, Berlit P et al. (Hrsg.) Leitlinien für Diagnostik und Therapie in der Neurologie. 5. Aufl. Stuttgart: Thieme. S. 1112-1132.
Thöne-Otto AIT, Markowitsch HJ (2004) Gedächtnisstörungen nach Hirnschäden. Göttingen: Hogrefe.
Thöne-Otto AIT, Walther K (2003) How to design an electronic memory aid for brain-injured patients: Considerations on the basis of a model of prospective memory. Int J Psychol, 38, 1-9.
Thrun M, Wittwer W (1990) Berufliche Rehabilitation gestern, heute und morgen am Beispiel der Berufsförderungswerke. Rehabilitation, 29, 67-75.
Tönnis W, Loew F (1955) Einteilung der gedeckten Hirnschädigungen. Ärztl. Praxis, 5, 13-14.
Töns N (2009) Fragebogen zu Teilhabe am Gemeinschaftsleben, Freizeit und sozialen Kontakten. Freiburg: Dissertation, Wirtschafts- und Verhaltenswissenschaftliche Fakultät, Albert-Ludwigs-Universität.
Topolovec-Vranic J, Ennis N, Howatt M et al. (2014) Traumatic brain injury among men in an urban homeless shelter: observational study of rates and mechanisms of injury. CMAJ, 2, E69-E76.
Tscherne H, Regel G (1997) Unfallchirurgie. Trauma-Management. Heidelberg: Springer.
Tucha W, Lange KW (2004) Turm von London – Deutsche Version. Göttingen: Hogrefe.
Unverhau S (1998) Strategien der Gedächtnistherapie bei neurologischen Erkrankungen. Neurol Rehabil, 4, 294-300.
Van Velzen JM, van Bennekom CAM, Edelaar MJA et al. (2009a) How many people return to work after acquired brain injury: a systematic review. Brain Inj, 23, 473-488.
Van Velzen JM, van Bennekom CAM, Edelaar MJA et al. (2009b) Prognostic factors of return to work after acquired brain injury: a systematic review. Brain Inj, 23, 385-395.
Van Zomeren AH, Brouwer WH (1994) Clinical neuropsychology of attention. New York: Oxford University Press.
Volz-Siridopoulou E, Gauggel S, Niemann H (2007) Skala zur Erfassung von Aufmerksamkeitsdefiziten (SEA-S und SEA-F) (www.psychometrikon.de, Zugriff am 16.12.2016).
Volz-Siridopoulou E, Gauggel S (2007) Fragebogen zu Gedächtnis im Alltag EMQ-S und EMQ-F (www.psychometrikon.de, Zugriff am 16.12.2016).
Von Cramon DY, Matthes-von Cramon G, Mai N (1991) Problem-solving deficits in brain-injured patients: a therapeutic approach. Neuropsychol Rehabil, 1, 45-64.
Wallesch CW (2013) Gedächtnisstörungen nach Schädel-Hirntrauma. In: Bartsch T, Falkai P (Hrsg.) Gedächtnisstörungen. Heidelberg: Springer. S 178-185.
Wallesch CW, Curio N, Galazky I et al. (2001a) The neuropsychology of blunt head injury in the early postacute stage: effects of focal lesions and diffuse axonal injury. J Neurotrauma, 18, 11-20.
Wallesch CW, Curio N, Kutz S et al. (2001b) Outcome after mild-to-moderate blunt head injury: effects of focal lesions and diffuse axonal injury. Brain Inj, 15, 401-412.

Wallesch CW, Fries W, Marx P et al. (2013) Die deutsche Leitlinie »Begutachtung nach gedecktem Schädel-Hirn-Trauma. Fortschr Neurol Psychiatr, 81, 511-522.
Warden DL, Gordon B, McAllister TW et al. Neurobehavioral Guidelines Working Group (2006) Guidelines for the pharmacological treatment of neurobehavioral sequelae of traumatic brain injury. J Neurotrauma, 23, 1468-1501.
Warrington EK, James M (2007) Raumwahrnehmung VOSP. London: Harcourt Assessment.
Wechsler D, Petermann F, Lepach AC (2012) Wechsler Memory Scale – Fourth Edition. Göttingen: Hogrefe.
Wehmann J, Kregel J, Keyser-Marcus L et al. (2003) Supported employment for persons with traumatic brain injury: a preliminary investigation of long-term follow-up costs and program efficiency. Arch Phys Med Rehabil 84, 192-196.
Wendel C, Heel S, Lucius-Hoene G, Fries W (2005) Zukunftswerkstatt Klinische Neuropsychologie: Therapeutische Verortungen und Visionen. Regensburg, Roderer.
Werheid K, Hoppe C, Thöne A et al. (2002) The Adaptive Digit Ordering Test. Clinical application, reliability, and validity of a verbal working memory test. Archives of Clinical Neuropsychology, 17, 547–565.
Weinberg J, Diller L, Gordon WA et al. (1977) Visual scanning training effect on reading-related tasks in acquired right brain damage. Arch Phys Med Rehabil, 58, 479-486.
Whyte J, Myers R (2009) Incidence of clinically significant responses to zolpidem among patients with disorders of consciousness: a preliminary placebo-controlled trial. Am J Phys Med Rehabil, 88, 410-418.
Widder B (2005) Grundsätze der Begutachtung. In: Wallesch CW, Unterberg A, Dietz V (Hrsg.) Neurotraumatologie. Stuttgart: Thieme. S. 228-253.
Widder B (2011) Beurteilung der Beschwerdenvalidität. In: Widder B, Gaidzik PW (Hrsg.) Begutachtung in der Neurologie. 2. Aufl. Stuttgart: Thieme. S. 64-92.
Widder B, Gaidzik PW (Hrsg.) (2011) Begutachtung in der Neurologie. 2. Aufl. Stuttgart: Thieme.
Wiedmann K (2002) Probleme und Möglichkeiten der beruflichen Wiedereingliederung. In: Kasten E, Schmid G, Eder R (Hrsg.) Effektive neuropsychologische Behandlungsmethoden. Bonn: Deutscher Psychologen-Verlag, S. 351-373.
Wild K von, Laureys S, Dolce G (2012) Apallisches Syndrom, vegetativer Zustand: Unangemessene Begriffe. Dtsch Ärztebl, 109, A-143.
Wilhelm H, Roschmann R (2007) Neuropsychologische Gutachten. Stuttgart, Kohlhammer.
Wilson BA, Alderman N, Burges, PW et al. (1998) Behavioural assessment of the dysexecutive syndrome BADS. Bury St Edmunds: Thames Valley Test Corporation.
Young GC, Collins D, Hren M (1983) Effect of pairing scanning training with block design training in the remediation of perceptual problems in left hemiplegics. J Clin Neuropsychol, 5, 201-212.
Zentner J, Ebner A (1988) Somatosensibel und motorisch evozierte Potentiale bei der prognostischen Beurteilung traumatisch und nichttraumatisch komatöser Patienten. EEG-EMG, 19, 267-271.
Zihl J, von Cramon DY (1982) Restitution of visual field in patients with damage to the geniculostriate visual pathwy. Human Neurobiol, 1, 5-8.
Zimmermann P, Fimm B (2012) Testbatterie zur Aufmerksamkeitsprüfung – TAP 2.3 (www.psytest.net, Zugriff am 16.12.2016).
Zimmermann P, Messner C, Poser U, Sedelmaier P (1991) Ein Fragebogen erlebter Defizite der Aufmerksamkeit (FEDA). In: Sturm W (2005) Aufmerksamkeitsstörungen. Göttingen: Hogrefe. S. 105-106.

Glossar

Alertness: Aufmerksamkeitsintensität, Reaktionsschnelligkeit

Alertness, tonisch: weitgehende konstante Alertnessleistung ohne spezifische Stimulation

Alertness, phasisch: kurzzeitig angehobene Alertness durch Warnreiz oder interne Stimulation (intrinsische Alertness)

Anisokorie: ungleiche Pupillenweite

Anosodiaphorie: Unterschätzung einer Störung in Ausmaß oder Auswirkung

Anosognosie: fehlende Störungswahrnehmung

Apallisches Syndrom: »Wachkoma«

Aphasie: zentrale Sprachverarbeitungsstörung

Arbeitsgedächtnis: erweitertes Kurzzeitgedächtnis, das durch Netzwerkprozesse stabilisiert und aufgefrischt wird und dadurch kognitive Bearbeitung ermöglicht

Ataxie: Koordinationsstörung

Axon: Ausläufer eines Neurons, der Verbindung zu anderen Neuronen herstellt

Babinski, Zeichen nach: durch Läsion der Pyramidenbahn enthemmter Primitivreflex (Extension der Großzehe und Spreizung der Kleinzehen bei Bestreichung der Fußsohle)

Bulbärhirn: mittlerer Hirnstamm

Caudal: »schwanzwärts«, in Richtung auf den Hirnstamm

Coping: wirksames Bewältigungsverhalten

CT: Computertomografie

Dekanülierung: Entwöhnung von der Trachealkanüle

Denial: Verleugnung von Störungen zur Angstreduzierung und zum Erhalt des Selbstkonzepts

Diskonnektion: Trennung von Funktionseinheiten

DSM: Diagnostisches und Statistisches Manual psychischer Krankheiten der US-amerikanisches Psychiatrischen gesellschaft

Dysarthrie: Sprechstörung

Dysphagie: Schluckstörung

Epidural: zwischen harter Hirnhaut (Dura mater) und Schädel

Gliazellen: Zellen des Stütz- und unterstützenden Gewebes in Hirn und Rückenmark

Hämosiderin: eisenhaltige Ablagerungen im Gewebe nach Blutung, die sich in speziellen MRT-Sequenzen (Suszeptibilitätswichtung) nachweisen lassen

Hemikraniektomie: Entfernung großer Teile des Schädelknochens über einer Hemisphäre

Herniation: Vorfall von Gewebe durch eine präformierte Lücke

Hydrocephalus: Erweiterung der Hirnwasserräume infolge Liquoraufstaus

Hygrom: Flüssigkeitsansammlung in einem präformierten Raum

Hyperdens: im CT höhere physikalische Dichte (heller)

Hypocortisolismus: Mangel an Corticosteroiden (Hormon der Nebennierenrinde)

Hypodens: im CT geringere physikalische Dichte (dunkler)

Hypokinese: verminderte Spontanmotorik

Hypophyse: Hirnanhangdrüse, die die anderen hormonproduzierenden Drüsen steuert

Hypothyreose: Mangel an Schilddrüsenhormon

Hypoxie: Sauerstoffmangel

Iatrogen: ärztlich verursacht

ICD: International Statistical Classification of Diseases and Related Health Problems, Diagnoseklassifikationssystem herausgegeben von der WHO

Impressionsfraktur: Schädelbruch, bei dem Knochenteile in das Schädelinnere eindringen

Intrakraniell: innerhalb des Schädels

Intraventrikulär: innerhalb der Hirnwasserräume

Isodens: im CT gleiche physikalische Dichte

Kontusion: Hirnquetschung

Läsion: örtlich umgrenzte Schädigung

Leukencephalopathie: Erkrankung der weißen Substanz des Gehirns

Liquor: Gehirnwasser, umspült das Gehirn und füllt die Ventrikel

Liquorfistel: Verbindung von Liquorraum mit dem Außenraum, v. a. über die Nasennebenhöhlen

Monitoring: Verhaltensüberwachung

MRT: Magnetresonanztomografie, Kernspintomografie

Mutismus: Verstummen auf organischer oder psychogener Grundlage

Nulllinien-EEG: EEG ohne hirnelektrische Aktivität

Ödem: Wassereinlagerung im Gewebe

P300: ein evoziertes Potential ca. 300 msec nach seltenem »überraschendem« Reiz

Paraphasie: Äußerung fehlerhaften sprachlichen Materials

Parenchym: Gewebe

Parese: Lähmung

Perfusion: Durchblutung

Perfusionsdruck: Differenz von arteriellem Mitteldruck und intrakraniellem Druck

Perseveration: Responsewiederholung in unpassendem Kontext

Plegie: vollständige Lähmung

Prädilektionsort: bevorzugte Lokalisation

Relaxation: medikamentöse Lähmung der Muskulatur, z. B. um Beatmung zu ermöglichen

Rostral: »schnabelwärts«, in Richtung auf das Großhirn

Shunt: hier: ventilgesteuerte Liquorableitung in Bauchhöhle oder Herzvorhof

Somatosensibel evozierte Potentiale: Aufsummierung der EEG-Korrelate repetitiver sensibler Reize

Stereotaxie: CT- oder MRT-navigierte gezielte Eingriffe mit Sonden

Subarachnoidal: Zwischen Spinngewebshaut (Arachnoidea) und Gehirn

Subdural: zwischen harter Hirnhaut (Dura mater) und Spinngewebshaut (Arachnoidea)

Synergismus, motorischer: nach Läsion der Pyramiden- und anderer Bahnen enthemmtes primitives Bewegungsmuster: Beuge-Streck-Synergismus bei Mittelhirn-, Streck-Streck-Synergismus bei Hirnstammläsion

Szintigrafie: Nachweisverfahren, das radioaktiv markierte Stoffe nutzt

Unawareness: eingeschränkte Störungswahrnehmung, organisch verursacht

Tentorium: Bindegewebsplatte, die Großhirn von Hirnstamm/Kleinhirn trennt und im Tentoriumschlitz für das Mittelhirn einen Durchlass bietet

Thalamus: Kerngebiet im Zwischenhirn

Token-Economy: verhaltenstherapeutische Methode, in der symbolische Verstärker im Vorgriff auf reale Verstärker benutzt werden, um Kontingenz sicherzustellen

Tracheostoma: Fensterung unterhalb des Kehlkopfs zum Einlegen einer Kanüle zur Beatmung oder zum Absaugen

Vasokonstriktion: Gefäßeinengung durch Kontraktion der Gefäßwand

Vasospasmus: »Krampf« der arteriellen Muskulatur mit dem Ergebnis der Lumenreduktion/-verlegung

Ventrikel: Hirnwasserräume

Vertrag, therapeutischer: Vereinbarung zwischen Therapeut und Patient über Ziele und Behandlungsmethoden zur Sicherstellung einer wirksamen therapeutischen Beziehung

Vierhügelregion: Region im dorsalen Mittelhirn

Weaning: Entwöhnung von der Beatmung

Sachwortverzeichnis

A

AAS 63
Alertness 51, 55 f., 82, 90, 117
Altgedächtnis 60
Amnesie 17
Anosodiaphorie 64
Anosognosie 64, 87
ANT 55
Apallisches Syndrom 27, 33
Aufmerksamkeit
– Fragebögen 56
– Intensität 90
– Minimalkriterien 54
– Neglect 91
– Selektivität 89
– Aufmerksamkeitsteilung 55 f., 66, 90

B

BADS 57
Balint-Holmes-Syndrom 95
Barthel-Index 37
– erweiterter 37
BAT 60
Bedside 50–52
Beendigung einer Therapie 100
Begutachtung, neurologische 74
Berliner Amnesietest 60
Beschwerdenvalidität 78
Bewusstseinsstörungen 17
BORB 62
Bulbärhirnsyndrom 22
Burgauer Bedside Screening 51

C

Commotio cerebri 19
Contrecoup 11
Contusio cerebri 19
CVLT 60

D

d2 55
Denial 58, 86 f., 89, 111
Depression, posttraumatische 29
Diabetes insipidus 26
Digit Ordering Test DOT 60
DSM-5 V 49

E

EC-301 63
EEG 18
EFL 112
Eigentraining 99
Enkodierung 17
Epilepsie, posttraumatische 30
Ergotherapie 42
Exekutive Störungen 92
– Sozialverhalten 93

F

Fahrtauglichkeit 83
Faux Pas Recognition Test 58
Frührehabilitations-Barthel-Index 39

G

Gedächtnis
– amnestische Lücke 96
– externe Hilfen 94
– Kompensation 93
Generalisierung 85
Gesichtsfeldausfall 94
– Lesetraining 95
– Sakkadentraining 95
Gutachten
– finalitätsbezogen 81
– kausalitätsbezogen 81
– MdE 82

H

Hämatom
- epidurales 14, 24
- intrazerebrales 16
- subdurales 15, 24

Hemkraniektomie 23
Hirndruck 21
Hirnödem 21
Hirnschwellung 21
Hirnstammsymptome 18
Hirntoddiagnostik. 23
Hirnverletzung
- gedeckte 11
- offene 11
- substanzielle 18, 77

HWS-Schleudertrauma 69
Hydrocephalus
- posttraumatischer 25

Hyperventilation, kontrollierte 23
Hypophyseninsuffizienz 28
Hypothermie, therapeutische 24

I

ICD-10 49
ICF 49
- ICF-bezogene Diagnostik 44
- Partizipation 67

IMBA 112
iMBR 113
Impulskontrolle 29, 57, 59
Integration 102
- Akademiker 115
- beruflich 107
- beruflicher Abstieg 110
- erster Arbeitsmarkt 107
- Hindernisse 108
- in die Beziehung 105
- ins Elternhaus 106
- sozial 105
- strukturelle Hilfen 103
- unterstützte Beschäftigung 116
- Wirkfaktoren 109

K

Kognitive Dysphasie 63
Koma 22
Kritische Differenzen 73
Kulturspezifika 72

L

LGT3 60
Liquorabflussstörung 25
Liquorfistel 26
Logopädie 42
LPS 61
LPS-2 62

M

malingering 68
Medikation 66
MELBA 112
Minderbegabung 71
minimally conscious state 27
MKS 58
MMPI-2 64
MOCA 51
MRT-Sequenzen, suszeptibilitäts-
  empfindliche 76

N

Neglect 38, 42, 51, 56, 91
Neurobehavioral Rating Scale 59
Neurobehavioural Rating Scale 78

O

O-P-A 58
OPS 8-552 34

P

PAL 112
PASAT 60
Pflege, therapeutische 41
Phase II 112
Phasen der neurologischen Rehabilita-
  tion 33
Phasenmodell BAR 49
- Phase A 50
- Phase B 53
- Phase C 53
- Phase D 53
- Phase E 66
- Phase F 66

Posttraumatische Belastungsstörung 65, 96

R

Rehabilitationsassessment, neurologisches 44
Revisionstest 55
RWT 63

S

Salzverlustsyndrom, zerebrales 26
Screening 51, 53, 63
Sinking-Skin-Flap-Syndrom 41
Somnolenz 22
Sozialraumnähe 113
Stimulation, unspezifisch 85
Störungseinsicht
– Denial 87
– Unawareness 87
Stroop-Test 57
Stufenweise Wiedereingliederung 110
Subarachnoidalblutung, traumatische 15, 25
Symptomvalidierung 67
Syndrom der inadäquaten ADH-Sekretion, SIADH 26
Syndrom-Kurztest 51

T

TAP 55
Testwiederholung 73
Therapiestrategien
– Adaptation 86
– Kompensation 86
– Restitution 84
TKS 63
TMT 56
Traumatische axonale Schädigung 11
Turm von London 57

U

Umschulung 110
Unawareness 86–88, 111

V

Verhaltensauffälligkeiten 95
Vollbeweis 74
VOSP 62
VVM 60

W

WAF 55
WAIS-IV 58, 60, 62
WCST 57
Wiener Testsystem 55
WMS-IV 60
Wortflüssigkeit 63, 118

Z

Ziele der Rehabilitation 47
ZRT 63

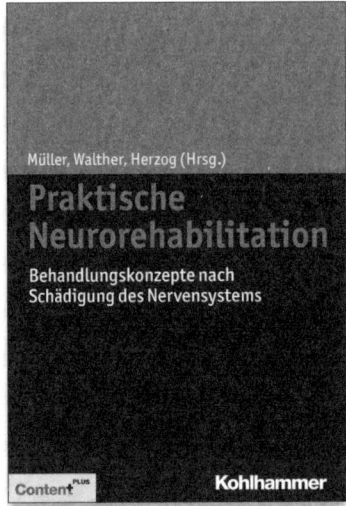

Friedemann Müller/Ernst Walther
Jürgen Herzog (Hrsg.)

Praktische Neurorehabilitation

Behandlungskonzepte nach
Schädigung des Nervensystems

*2014. 400 Seiten mit 88 Abb.
und 84 Tab. Inkl. ContentPLUS
Fester Einband
€ 84,99
ISBN 978-3-17-019889-0*

Die neurologische Frührehabilitation nach Schädigung des Nervensystems hat sich seit den 1990er Jahren kontinuierlich zu einer hochspezialisierten Fachdisziplin entwickelt. Dieses praxisorientierte Werk ist Handbuch und Ratgeber für Ärzte, Pflegekräfte und Therapeuten und fasst den Erfahrungsschatz von Mitarbeitern der Schön Klinik Bad Aibling als einer der größten und modernsten Rehabilitationseinrichtungen in Europa zusammen. Rehabilitierbare neurologische Syndrome werden ebenso beschrieben wie Differenzialdiagnosen, Therapiemöglichkeiten, Behandlungsverfahren und sozialmedizinische Aspekte.
Besonderer Wert wird dabei auf die praxisnahe Darstellung gelegt. ContentPLUS bietet Videos zu Therapie- und Diagnoseverfahren für Motorik, Sprache und Schlucken.

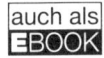

Leseproben und weitere Informationen unter www.kohlhammer.de

W. Kohlhammer GmbH · 70549 Stuttgart
vertrieb@kohlhammer.de

Kohlhammer

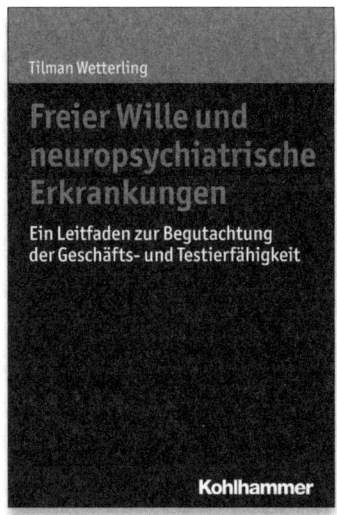

Tilman Wetterling

Freier Wille und neuropsychiatrische Erkrankungen

Ein Leitfaden zur Begutachtung der Geschäfts- und Testierfähigkeit

2016. 235 Seiten mit 8 Abb. und 8 Tab. Kart.
€ 49,-
ISBN 978-3-17-029378-6

Die Geschäftsfähigkeit ist eine wesentliche Voraussetzung für die Teilnahme am gesellschaftlichen Leben. Als Grundvoraussetzung für eine Geschäftsfähigkeit wird von juristischer Seite ein freier Wille angesehen. Die Frage, ob die Fähigkeit zu einer freien Willensbestimmung gegeben ist, ist auch eine medizinische, da eine Reihe von neuropsychiatrischen Erkrankungen diese einschränken kann. Davon sind besonders ältere Menschen betroffen. Durch die Veränderung der Altersstruktur gibt es in Deutschland immer mehr hochbetagte Menschen, bei denen sich oft die Frage stellt, ob die Geschäfts- oder Testierfähigkeit noch vorhanden ist.
Ausgehend von einem Modell der Willensbestimmung werden die Hirnfunktionsstörungen bei neuropsychiatrischen Erkrankungen und deren gutachterliche Bewertung hinsichtlich der Geschäfts- bzw. Testierfähigkeit dargestellt.

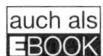

Leseproben und weitere Informationen unter www.kohlhammer.de

W. Kohlhammer GmbH · 70549 Stuttgart
vertrieb@kohlhammer.de

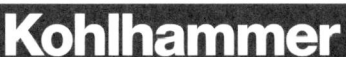

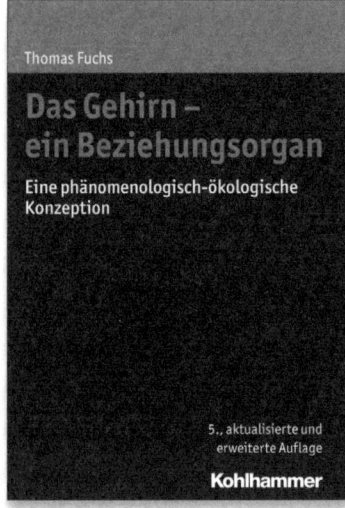

Thomas Fuchs

Das Gehirn – ein Beziehungsorgan

Eine phänomenologisch-ökologische Konzeption

5., aktual. und erw. Auflage 2017
343 Seiten mit 17 Abb. Fester Einband
€ 32,-
ISBN 978-3-17-029793-7

Denkt das Gehirn? Ist es der Schöpfer der erlebten Welt, der Konstrukteur des Subjekts? Dieser verbreiteten Deutung der Neurowissenschaften stellt das Buch eine ökologische Konzeption gegenüber: Das Gehirn ist vor allem ein Vermittlungsorgan für die Beziehungen des Organismus zur Umwelt und für unsere Beziehungen zu anderen Menschen. Diese Interaktionen verändern das Gehirn fortlaufend und machen es zu einem biographisch, sozial und kulturell geprägten Organ. Fazit: Es ist nicht das Gehirn für sich, sondern der lebendige Mensch, der fühlt, denkt und handelt.

Mit der 5. Auflage legt der Autor eine erneut aktualisierte Fassung seines wegweisenden Werkes vor, das von der Fachwelt und Presse begeistert aufgenommen wurde.

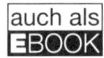

Leseproben und weitere Informationen unter www.kohlhammer.de

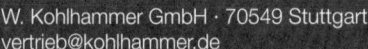

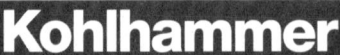